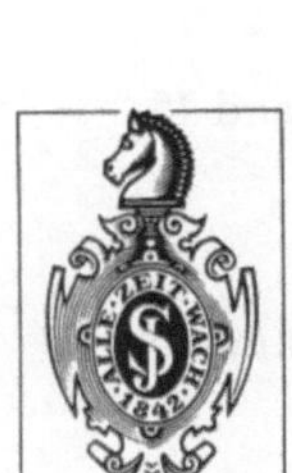

Schriftenreihe Neurologie 27

Herausgeber
H. J. Bauer, Göttingen · G. Baumgartner, Zürich · A. N. Davison, London
H. Gänshirt, Heidelberg

Beirat
H. Caspers, Münster · H. Hager, Gießen · M. Mumenthaler, Bern
A. Pentschew, Baltimore · G. Pilleri, Bern · G. Quadbeck, Heidelberg
F. Seitelberger, Wien · W. Tönnis, Köln

Peter Berlit

Die Strahlenmyelopathie

Klinische Analyse des Krankheitsbildes

Mit 17 Abbildungen

Springer-Verlag Berlin Heidelberg New York
London Paris Tokyo

Priv.-Doz. Dr. med. PETER BERLIT
Leitender Oberarzt der Neurologischen Klinik
im Klinikum Mannheim der Universität Heidelberg
Theodor-Kutzer-Ufer
D-6800 Mannheim 1

CIP-Kurztitelaufnahme der Deutschen Bibliothek.
Berlit, Peter:
Die Strahlenmyelopathie : klin. Analyse d.
Krankheitsbildes / Peter Berlit. – Berlin ;
Heidelberg ; New York ; London ; Paris ;
Tokyo : Springer, 1987
  (Schriftenreihe Neurologie ; Bd. 27)

  ISBN-13: 978-3-642-95511-2   e-ISBN-13: 978-3-642-95510-5
  DOI: 10.1007/978-3-642-95510-5
NE: GT

Satz: K + V Fotosatz, Beerfelden

2125/3130-543210

Vorwort

Unter den unerwünschten Folgen einer Strahlentherapie bei bösartigen Tumoren nimmt die Strahlenmyelopathie einen besonders wichtigen Platz ein, weil sie den Tumorkranken für den Rest seines Lebens zum Invaliden macht oder gar über Komplikationen den Tod des Patienten bedingt. Wie bei allen iatrogenen Erkrankungen muß es das oberste Ziel sein, solche ernsten Nebenwirkungen ärztlichen therapeutischen Eingreifens zu verhindern. Wenn das vorliegende Buch hierzu für die Zukunft einen Beitrag zu leisten vermag, so ist seine Aufgabe erfüllt.

Mein Dank gilt an dieser Stelle all jenen Patienten, die in den letzten 7 Jahren immer wieder geduldig zu langen Gesprächen und Untersuchungen zu mir kamen, ohne daß ich ihnen zu einer wesentlichen Befundbesserung verhelfen konnte.

P. Berlit

Danksagung

Für seine wertvolle Unterstützung bei der Ermittlung der Rückenmarksstrahlendosen danke ich Herrn Prof. Dr. H. Kuttig, Universitäts-Strahlenklinik Heidelberg. Herrn Prof. Dr. K. zum Winkel, Universitäts-Strahlenklinik Heidelberg, möchte ich für wertvolle Anregungen und sachkundige Hinweise danken. Die neuropathologischen Befunde verdanke ich Prof. Dr. G. Ule und Prof. Dr. H. P. Schmitt, Pathologisches Institut Heidelberg. Für seine stete Förderung und sein aktives Interesse an der Studie danke ich meinem neurologischen Lehrer, Herrn Prof. Dr. H. Gänshirt, Neurologische Klinik Heidelberg, herzlich.

Frau M. Deiseroth, Neurologische Universitätsklinik Heidelberg, und das Ehepaar Bontzol, Fotoabteilung der Strahlenklinik Heidelberg, haben wie immer in vorzüglicher Weise die Abbildungen angefertigt. Frau A. Kohm in Heidelberg und Frau Egidi-Mülder in Mannheim danke ich für die sorgfältigen und gewissenhaften Schreibarbeiten.

Schließlich möchte ich den Mitarbeitern des Springer-Verlages Heidelberg für die gewohnte gute Zusammenarbeit herzlich danken.

Inhaltsverzeichnis

III Diskussion

Einleitung

1941 – gut 45 Jahre nach Entdeckung der Röntgenstrahlen – beschrieb Ahlbom erstmals das Krankheitsbild der Strahlenmyelopathie. Heute – weitere gut 45 Jahre später – sind nach wie vor sehr viele Fragen im Zusammenhang mit dem Krankheitsbild offen. Die Strahlenmyelopathie hat in den vergangenen vier Jahrzehnten in erster Linie Radiologen, Neurologen und Pathologen beschäftigt. Da es sich um eine iatrogene Erkrankung handelt, lag der Schwerpunkt der radiologischen Literatur von Anfang an in der Zielsetzung Toleranzdosen für das menschliche Rückenmark zu definieren und Bestrahlungstechniken zu entwickeln, die das Risiko dieser ernsten Bestrahlungsfolge so gering wie möglich halten. Das (neuro-) pathologische Schrifttum beschäftigt sich ausgehend von den morphologischen Eigenheiten der Schädigung des zentralnervösen Gewebes durch ionisierende Strahlen vornehmlich mit der Frage der Pathogenese dieser Läsionen. Der Neurologe steht sozusagen zwischen der Radiologie und der Pathologie. Er hat die Aufgabe, klinisch die Diagnose der Strahlenmyelopathie zu stellen, in der Differentialdiagnose mit den ihm zur Verfügung stehenden Mitteln andere Krankheitsbilder auszuschließen und nach Behandlungsmöglichkeiten für die Patienten, die er betreut, zu suchen. Aufgrund seiner Schlüsselposition sollte es ihm aber auch möglich sein, über die bloße klinische Definition des Krankheitsbildes hinaus einen Beitrag zu den offenen Fragen der beiden Nachbardisziplinen zu leisten. Nur von neurologischer Seite sind die Zusammenhänge zwischen Strahlentherapie einerseits und Intensität, Lokalisation und Verlauf der Bestrahlungsfolgen andererseits zu klären. Darüber hinaus interessieren den Radiologen ganz besonders mögliche bestrahlungsunabhängige Parameter, die die Entstehung einer Strahlenmyelopathie fördern oder gar erst ermöglichen. Der Pathologe wird die Frage der Entstehungsweise der Strahlenmyelopathie nur unter Berücksichtigung von neurologisch-klinischen Daten beantworten können; vornehmlich den Latenzzeiten zwischen Strahlentherapie und Auftreten der ersten neurologischen Symptome, der Entwicklung der Symptomatologie und dem klinischen Verlauf bis zu dem Vollbild der Strahlenmyelopathie dürfte hierbei eine wichtige Rolle zukommen.

Rund 500 Fälle von Strahlenmyelopathie sind bislang in der Weltliteratur veröffentlicht worden. In gut der Hälfte der Fälle ist aufgrund der vorgenommenen Untersuchungen an der Diagnose nicht zu zweifeln, bei einem Viertel der Fälle wurde die Diagnose durch den Pathologen bestätigt. Es handelt sich bei den zahlreichen Arbeiten zum Thema in der ganz überwiegenden Mehrzahl um Kasuistiken, in denen ein Patient oder einige wenige Patienten dargestellt werden. Die größten Fallzahlen der Weltliteratur, über die ein Autor bzw. eine Autorengruppe berichtet, liegen bei 21 bzw. 27 Patienten. Je nach Fachrichtung des Autors sind leider oft entweder die Angaben zu den Bestrahlungsbedingungen oder jene über Klinik und Verlauf des Krankheitsbildes nur unvollständig.

Die vorliegende Arbeit stützt sich auf die klinische Analyse von 43 Patienten mit einer Strahlenmyelopathie, wobei das Krankheitsbild von seiner Entstehung über einen Zeitraum von bis zu 12 Jahren neurologisch verfolgt werden konnte. In allen Fällen ließen sich die Bestrahlungsbedingungen analysieren, von einigen Patienten liegen neuropathologische Befunde vor. Im folgenden sollen im ersten Teil anhand der uns vorliegenden Weltliteratur die wesentlichen Fragen in Zusammenhang mit der Strahlenmyelopathie herausgearbeitet werden, nach Darstellung der eigenen Befunde und Ergebnisse im zweiten Teil soll versucht werden, in der Diskussion im dritten Teil einige der offenen Fragen zu beantworten.

2

I Die Strahlenmyelopathie in der Weltliteratur

1 Definition des Krankheitsbildes

Bei der Strahlenmyelopathie handelt es sich um eine Bestrahlungsfolge am gesunden menschlichen Rückenmark nach therapeutischer Bestrahlung extraspinaler Tumoren bzw. Metastasen. Naturgemäß sind es Malignome der Körpermitte, bei denen aufgrund der anatomischen Gegebenheiten während der Strahlentherapie das Rückenmark im Einstrahlungsbereich liegt. Die Strahlenmyelopathie ist ein irreversibles Krankheitsbild, sie manifestiert sich Monate bis Jahre nach Abschluß der Strahlenbehandlung in Form einer inkompletten oder kompletten Querschnittslähmung. Strahlenfolgen können grundsätzlich in allen Abschnitten des Rückenmarks auftreten – von der Medulla oblongata bis zur Cauda equina. Die Strahlenmyelopathie läßt sich aufgrund spezifischer pathologisch-histologischer Veränderungen von Rückenmarksläsionen anderer Genese abgrenzen. Zu ihren klinischen Charakteristika zählen die Latenzzeit, d. h. ein symptomfreies Intervall zwischen Beendigung der Strahlentherapie und Auftreten der ersten neurologischen Symptome, und die über einige Monate zunehmende Symptomatik im Verlauf, die auch zu der Bezeichnung „chronisch-progrediente Strahlenmyelopathie" geführt hat. Von ihr abzugrenzen sind eine transitorische oder transiente Form mit vorübergehenden sensiblen Reizsymptomen im Sinne eines Lhermitte-Zeichens (Jones 1964) und eine in der Humanmedizin praktisch nicht vorkommende akute Strahlenmyelopathie, die nach extrem hohen Einzeldosen im Tierversuch auftritt (Schümmelfelder 1959). Eine Differenzierung in subakute und chronisch progrediente Strahlenmyelopathie nach der Akuität des klinischen Bildes (Ballweg et al. 1976) erscheint entbehrlich. Von Schmitt (1979) wurde die Benennung „intervalläre Strahlenschäden" für die klinisch relevanten Formen der Strahlenmyelopathie vorgeschlagen. Wir verwenden im folgenden bewußt den Begriff „Strahlenfolgen", der nicht wie das Wort „Strahlenschaden" ein fehlerhaftes Verhalten impliziert (Ernst 1980). Der Ausdruck „amyotrophe Strahlenmyelopathie" wurde 1948 von Greenfield u. Stark für lumbosakrale Strahlenfolgen – eine Untergruppe der chronisch-progredienten Strahlenmyelopathie – angewandt; dieser Begriff wird noch im Rahmen der klinischen Diskussion zu besprechen sein.

In der vorliegenden Arbeit geht es ausschließlich um Folgen einer Strahlenbehandlung extraspinaler Tumoren; Myelopathien nach Bestrahlung von Rückenmarkstumoren werden im folgenden bewußt ausgeklammert, da es sich hier um vorgeschädigtes Rückenmarksgewebe handelt, klinisch Bestrahlungsfolgen und Ausfälle durch den Tumor oft nur schwer abgegrenzt werden können und die Häufigkeit der Strahlenmyelopathie aufgrund der erforderlichen Tumordosis im Rückenmark von vorneherein höher anzusetzen ist als bei der Bestrahlung extraspinaler Tumoren (Beclere 1927; Macarini et al. 1970; Schinz 1964; Sinner 1964).

2 Anatomische Vorbemerkungen

Das menschliche Rückenmark besitzt von der Spitze des Conus medullaris bis zum Übergang in die Medulla oblongata in Höhe des Foramen magnum beim männlichen Erwachsenen eine durchschnittliche Länge von 45 cm, bei der Frau von 42 cm. Es werden ein zervikaler, ein thorakaler und ein lumbaler Rückenmarksabschnitt unterschieden. In Höhe des unteren Randes des ersten Lendenwirbels, beim weiblichen Geschlecht etwas tiefer, geht die Conusspitze in das Filum terminale über. Die aus dem Sakralmark in Höhe der obersten Lendenwirbel entspringenden Nervenwurzeln ziehen als Cauda equina im Sakralkanal zu den ihnen zugeordneten Foramina intervertebralia.

Die schmetterlingsförmige graue Substanz der Nervenzellen ist umgeben von der weißen Substanz der Nervenfasern, wobei sich Vorder-, Seiten- und Hinterstrang durch die Ein- bzw. Austrittsstellen der Nervenwurzeln voneinander abtrennen lassen. Naturgemäß zeigen diejenigen Regionen, welche für die Gliedmaßen zuständig sind, eine Größenzunahme der grauen Substanz, welche zur zervikalen Intumeszenz in Höhe des 6. Halswirbels und zur Lendenanschwellung in Höhe des 12. Brustwirbels führt. Durch die hinzutretenden Fasern nimmt die Masse der weißen Substanz von unten nach oben erheblich zu.

Die arterielle Blutversorgung des Rückenmarks erfolgt über sog. Partialkreisläufe aus der A. subclavia und der Aorta descendens. Die Höhenlokalisation der Zuflüsse ist individuell variabel, nach den Untersuchungen von Piscol (1972) findet sich der Zufluß von kranial aus dem Truncus costocervicalis bzw. der A. vertebralis zwischen C 5 und C 8 und der Zufluß von kaudal aus der Aorta (A. radicularis magna) zwischen D 9 und L 2. An der Rückenmarksoberfläche lassen sich die A. spinalis anterior und die paarigen Aa. spinales posteriores als längsverlaufende Anastomosenkette der Wurzelarterienäste abgrenzen. In Segmenthöhe erfolgt die Blutversorgung durch alternierend nach links und rechts abgehende

Zentral- oder Sulcusäste aus der vorderen Spinalarterie, durch die perforierenden Dorsaläste und die zirkulären Äste der Vasocorona (Reuther 1983). Ebenso wie es Segmenthöhen gibt, in denen konstant kräftige Wurzelarterien eine ausreichende Blutversorgung garantieren, lassen sich Rückenmarksabschnitte abgrenzen, die als Vasodefizienzbezirke besonders anfällig gegenüber ischämischen Läsionen sind. Während Zülch (1954) noch annahm, daß es sich hierbei um besonders gefährdete einzelne Segmente handelt – er sah ischämische Läsionen als Fernwirkung von Rückenmarksverletzungen vornehmlich im Segment D 4 –, konnte später gezeigt werden (Jellinger 1972; Piscol 1972), daß die oberen thorakalen Segmente einerseits und die unteren lumbalen und sakralen Segmente unter Miteinbeziehung des Conus andererseits durch die hier vorliegenden Grenzzonen der Blutversorgung besonders anfällig gegenüber ischämischen Schädigungen sind.

3 Radiologische und radiobiologische Grundlagen

1895 wurden die Röntgenstrahlen entdeckt und ihre biologische Wirksamkeit nachgewiesen. Später zeigte sich auch die biologische Wirksamkeit von Korpuskularstrahlen; es lassen sich elektromagnetische Wellen (Röntgenstrahlen, γ-Strahlen) und Korpuskularstrahlen (Elektronen/β-Strahlen, α-Strahlen, schnelle Neutronen) unterscheiden. Die verschiedenen Strahlenarten werden aufgrund ihres physikalischen Effekts als ionisierende Strahlen zusammengefaßt.

Grundvorgänge bei der Bestrahlung sind die Ionisation (Freisetzung von Elektronen aus den Atomen der bestrahlten Materie) und die Anregung (Hebung von Elektronen auf ein höheres Energieniveau). Strahlendosis ist die von bestrahltem Gewebe dabei absorbierte Strahlenmenge.

Die ursprüngliche Einheit der Röntgenstrahlen, das Röntgen (R), wurde 1953 von der auf alle ionisierenden Strahlenarten anwendbaren Einheit rad (radiation absorbed dose) abgelöst. Ein rad ist die durch die Ionisation an die bestrahlte Substanz abgegebene Bremsenergie von 100 erg pro Gramm Gewebe. In den letzten 10 Jahren ist die Einheit rad durch Gray (Gy) ersetzt worden, wobei ein Gy einer Menge von 100 rad entspricht.

Entscheidend für die Wirksamkeit einer bestimmten Strahlenart am lebenden Objekt sind neben der Strahlendosis eine Reihe weiterer physikalischer Parameter, insbesondere die absolute effektive Dosis und die relative biologische Effektivität (RBE) einer Strahlenart (Zeman u. Shidnia 1976). Um bei einer Bestrahlung aus der Angabe der Gesamtdosis in rad (D) die absolute effektive Dosis berechnen zu können, müssen die Fraktionierung (Zahl der Fraktionen = n) und der Gesamtbestrahlungszeitraum (T) mit berücksichtigt werden. Um dies zu erreichen, entwickelte Ellis 1968 das Konzept der Nominalen Standard-Dosis (NSD), deren Einheit das ret (radiation equivalent therapeutic) ist. Die NSD in ret ist nach der Formel

$$\text{NSD} = \text{D} \cdot n^{-0{,}24} \cdot \text{T}^{-0{,}11}$$

zu berechnen.

Der zweite Faktor, die relative biologische Effektivität (RBE), wird bestimmt durch die Ionisationsdichte der emittierten Strahlung — im anglo-amerikanischen Schrifttum als „linear energy transfer" (LET) bezeichnet. Für die therapeutisch meist verwandten Strahlen (in der vorliegenden Arbeit z. B. ^{60}Co-γ-Strahlen) wird eine RBE von 1,0 angenommen, bei anderen Strahlenarten muß ein entsprechender Umrechnungsfaktor berücksichtigt werden.

Weitere wesentliche Faktoren einer Strahlentherapie sind die Größe des Bestrahlungsfeldes, die Distanz zwischen Fokus und Haut (FHD) und die Strahlenqualität im Hinblick auch auf die Divergenz des Strahlenbündels (Gefahr von Streustrahlung bzw. von Dosissummation in der Tiefe bei mehreren benachbarten Bestrahlungsfeldern).

Bei einer Strahlenbehandlung soll Tumorgewebe zerstört und gesundes Gewebe geschont werden. Aus diesem Grunde ist die Berechnung einer optimalen Dosis erforderlich, die den Tumor zerstört, aber das normale Gewebe schont. Mit dieser Zielsetzung entwickelte Strandqvist 1944 ein Fraktionierungsdiagramm für die Festlegung einer Toleranzdosis der Haut, indem er die Gesamtdosis in Beziehung zur Behandlungszeit setzte. Er konnte dabei zeigen, daß der Logarithmus der Toleranzdosis eine linerare Funktion der Behandlungszeit ist, wobei die Toleranz mit steigender Fraktionierung zunimmt.

Topographisch gesehen kommt es darauf an, die Strahlenabsorption auf das zu zerstörende Gewebe zu beschränken. Grundsätzlich läßt sich jedoch eine Mitbelastung normalen angrenzenden Gewebes auch mit den modernen Methoden der Linearbeschleuniger, die eine gezielte umschriebene Tiefentherapie ermöglichen, nicht gänzlich vermeiden. Um nun die vom gesunden Gewebe aufgenommene Energie möglichst weit unter der Toleranzdosis zu halten, bedient man sich der Berechnung von sog. Isodosen. Bei der Bestrahlungsplanung lassen sich anhand der genannten Parameter Strahlenqualität, Feldgröße, Einfallwinkel, FHD sowie Bestrahlungsmodalität (Stehfeldbestrahlung, Bewegungsbestrahlung) für im Bestrahlungsbereich liegende Gewebe prozentuale Belastungsdosen berechnen. Die Isodosen werden hierbei in Prozent der Herddosis ausgedrückt.

Neben den geschilderten strahlenphysikalischen Gegebenheiten müssen, um die radiobiologische Wirksamkeit einer Bestrahlung im speziellen Falle beurteilen zu können, die Eigenschaften des Zielgewebes mitberücksichtigt werden, wobei sich die strahlenbiologischen Vorgänge auf zellulä-

6

rer Ebene abspielen. Dabei gilt grundsätzlich das Gesetz von Bergonié u. Tribondeau (1906), welches die Strahlensensibilität in Beziehung setzt zu Morphologie, Funktion, Karyokinese und insbesondere reproduktiver Aktivität. Für das Nervengewebe ergibt sich daraus, daß die Gefäßendothelien als diejenigen Zellen mit der größten Mauserungsrate die höchste Strahlenempfindlichkeit besitzen. Die Oligodendrozyten dagegen werden aufgrund ihrer geringen mitotischen Aktivität kaum, die Neuroglia gar keine mitosegebundenen Zellschäden zeigen.

Ein weiterer Faktor, der die Radiovulnerabilität einer Zelle beeinflußt, ist der sog. Sauerstoffeffekt (Bergeder 1962), wobei einem hohen Sauerstoffgehalt eine strahlensynergistische Wirksamkeit zukommt. Auch hiernach müßte die Gefäßwandzelle mit dem höchsten Sauerstoffpartialdruck am strahlensensibelsten sein (Zeman 1964).

Grundsätzlich lassen sich zwei Formen des strahlenbedingten Zelltodes unterscheiden: der akute direkte Zelltod (interphase death) und der längerfristige Zelltod aufgrund des Verlustes der reproduktiven Aktivität (reproductive death) (Hopewell 1979). Dabei tritt der akute Zelltod bei hohen Strahlendosen nichtselektiv als sog. Totalnekrose durch Destruktion zellulärer und subzellulärer Membranen auf (Montgomery et al. 1964), während die sog. Spätnekrose eine durch die Zellreproduktionsfähigkeit gegebene Selektion zeigt, wobei die Dauer der Latenz (das ist der Zeitraum zwischen Bestrahlung und Auftreten der Spätnekrose) mit dem Proliferationspotential der involvierten Zellen in Beziehung zu setzen ist.

In tierexperimentellen Untersuchungen haben als erste 1898 Rodet u. Bertin-Sans auf Bestrahlungsfolgen am Rückenmark hingewiesen. 1904 beschrieb Obersteiner hämorrhagische Erweichungsherde im Rückenmark von Mäusen, die nach einer Ganzkörperbestrahlung verstarben.

Im allgemeinen wurde aber das zentralnervöse Gewebe als besonders strahlenresistent angesehen (Flaskamp 1930). Diese Feststellung wurde erst in Frage gestellt, als Lyman et al. 1933 darauf hinweisen, daß der Radionekrose zentralnervösen Gewebes ein besonders langes freies Intervall eigen ist. In Deutschland untersuchte Scholz systematisch die sog. Spätschädigung des Nervengewebes im Tierversuch mit Hunden; von ihm stammt die Kenntnis um die selektive Radiovulnerabilität des Gefäßapparats (1934). Eine Reihe von Tierversuchen an Kaninchen, die in den folgenden Jahren durchgeführt wurden, unterstützten die Theorie einer vaskulären Genese der Strahlenschädigung des zentralen Nervensystems (Russell et al. 1949; Berg u. Lindgren 1958; McDonald u. Hayes 1967; Scholz et al. 1959). Vergleichbare Befunde fanden sich beim Rhesusaffen (McLaurin et al. 1955). Experimentelle Untersuchungen an der Ratte dagegen zeigten sowohl im Gehirn als auch im Rückenmark das Phänomen einer selektiven Markschädigung mit Nekrosen, die nicht den typischen Läsionen nach Ischämie entsprachen, bei nur geringen Gefäßveränderungen (Arnold et al. 1954; Innes u. Carsten 1961; Zeman 1964). Fanden die experimentellen Bestrahlungen bei der Ratte allerdings bei einem bestehenden nephrogenen Hochdruck statt, so wurde nicht nur eine Verkürzung der Latenzzeit und eine Verringerung der Toleranzdosis gefunden, sondern es fand sich jetzt auch wieder vermehrt eine Gefäßkomponente bei der pathologisch-histologischen Untersuchung (Asscher et al. 1961; Asscher u. Anson 1962). Ein derartiger modifizierender Effekt des erhöhten Blutdrucks blieb allerdings aus bei hohen Strahlendosen (Hopewell u. Wright 1970). Im Gegensatz zu der selektiven Nekrose der weißen Substanz im zervikalen und thorakalen Rückenmark der Ratte manifestierten sich Schädigungen der Lumbalregion ausschließlich in der grauen Substanz (Van der Kogel 1977; Hubbard 1978). Mit elektrophysiologischen Untersuchungsmethoden waren schon früher bei Katzen Hinweise auf eine selektive Vorderhornschädigung bei lumbaler Strahlenapplikation gewonnen worden (Carrington et al. 1959).

Grundsätzlich lassen sich bei den tierexperimentellen Untersuchungen eine akute nichtselektive frühe Strahlennekrose (Scholz et al. 1959; Schümmelfelder 1959) nach hohen, in der Humanmedizin nicht verwandten Strahlendosen und die selektive Spätnekrose des Nervengewebes mit bevorzugter Beteiligung des Gefäßbindegewebsapparates unterscheiden (Zeman 1964). Für die letztgenannte der menschlichen chronisch-progredienten Strahlenmyelopathie entsprechenden Form wurde eine inverse Beziehung zwischen der applizierten Strahlendosis und der Latenz bis zum Auftreten der Strahlenschädigung bei Ratten (Carsten u. Zeman 1966; Hopewell u. Wright 1970; Hubbard u. Hopewell 1978; Larsson 1960; White u. Hornsey 1978; Zeman 1961) und Mäusen (Geraci et al. 1978) nachgewiesen.

Eine Reihe von Autoren beschäftigte sich im Tierversuch mit der Festlegung von Isoeffekt- bzw. Toleranzkurven; an Ratten konnten Van der Kogel (1977) sowie Hornsey u. White (1980) zeigen, daß zum Erreichen einer möglichst großen Strahlentoleranz eine hohe Fraktionierungszahl erforderlich ist. Miller et al. (1976) berichteten, daß im Rattentierversuch die Hyperthermie die Strahlentoleranz des Rückenmarks herabsetzen kann; eine erhöhte Radiovulnerabilität unter Sauerstoffbedingungen wurde von Luk et al. (1978) und Hopewell (1979) diskutiert. Daß im Tierversuch feste Beziehungen zwischen Bestrahlungstechnik, insbesondere Strahlendosis, und Klinik sowohl der akuten als auch der chronischen Strahlenfolgen bestehen, wurde von Breit et al. herausgearbeitet (1958, 1966).

4 Pathologie der Strahlenmyelopathie

Die ersten ausführlichen pathologisch-histologischen Untersuchungen über die Veränderungen nach Rückenmarksbestrahlung stammen von Scholz et al. (1934). In den folgenden Jahren und Jahrzehnten werden in der Literatur eine Reihe von pathologisch untersuchten Strahlenfolgen des Rückenmarks mitgeteilt, bei denen es sich in der überwiegenden Mehrzahl um Einzelbeobachtungen handelt; die größte Fallzahl stammt von Jellinger u. Sturm (1971), welche 12 Patienten mit einer Strahlenmyelopathie post mortem untersuchen konnten. Die von verschiedenen Autoren erhobenen Befunde zeigen einige Besonderheiten, die sich wie folgt zusammenfassen lassen:

Im Gegensatz zu der sonst dem Nervengewebe eigenen Kolliquationsnekrose handelt es sich bei der Strahlenmyelopathie um eine Koagulationsnekrose, wobei die weiße Substanz bevorzugt betroffen ist. Die Nekrosezone ist dabei auf die Segmente der Strahleneinwirkung begrenzt, es finden sich jedoch häufig Zeichen der auf- und absteigenden axonalen Waller-Degeneration. Als typischer Befund wird die plasmatische Infiltrationsnekrose in Verbindung mit Gefäßwandveränderungen und Teleangiektasien genannt. Wandveränderungen finden sich vornehmlich an kleinen Kapillaren und Venen in Form von Hyalinose und Fibrose, gelegentlich auch fibrinoider Degeneration mit Nachweis von Fibrinthrombi. Der Begriff der plasmatischen Infiltrationsnekrose stammt von Scholz (1959), der in ihr das Resultat einer vermehrten Durchlässigkeit der endothelialen Blut-Hirnschranke mit Plasmatranssudation sieht. Durch diese sog. dysorische Gefäßwandschädigung kommt es zu einer Verquellung der Gefäßwand und zur extravasalen Ablagerung einer amyloidähnlichen Substanz, die sich in typischer Weise mit Kongorot anfärben läßt. Da die quellfreudigen Myelinscheiden gegenüber eiweißhaltiger Flüssigkeitsansammlung besonders empfindlich sind, wurde auf der Basis der dysorischen Gefäßerkrankung die Bevorzugung der weißen Substanz bei der Strahlenmyelopathie zu erklären versucht (Dihlmann 1960, 1961). Vereinzelt wird darüber berichtet, daß die Gefäßwandveränderungen vornehmlich an den Venen nachzuweisen sind (Okeda 1971). Kristensson et al. (1967) beschrieben bei ihren 5 pathologisch-histologisch untersuchten Patienten in allen Fällen im Nekrosebereich nachweisbare Teleangiektasien. Die Grenzzone zwischen dem Versorgungsgebiet der vorderen und der hinteren Spinalarterien im Bereich des dorsalen Rückenmarks scheint bevorzugt betroffen zu sein. Übereinstimmend wird über eine asymmetrische Verteilung der Nekrosen auch bei weitgehend homogener Verteilung der applizierten Strahlendosen berichtet (Jellinger u. Sturm 1971). Während die graue Substanz ansonsten kaum betroffen ist, werden in Verbindung mit dem typischen Bild der zervikalen Strahlenmyelopathie Vorderhornnekrosen (Lechevalier et al.

1973) bzw. eine Chromatolyse von Vorderhornzellen (Burns et al. 1972) beschrieben. Im Nekrosebereich finden sich oft erstaunlich wenig Makrophagen, und es ist im Vergleich zu Rückenmarksläsionen anderer Ätiologie in der Regel nur eine gering ausgeprägte gliale Reaktion nachweisbar.

Während die überwiegende Mehrzahl der Autoren, die pathologische Befunde mitteilen, ätiologisch eine Gefäßwandschädigung als primäres pathogenetisches Moment favorisiert (Baldus 1966; Ballweg et al. 1976; Berdjis 1971; Cervos-Navarro 1964; Clemente u. Richardson 1962; Coy et al. 1969; Girard et al. 1964; Hicks 1953; Ishida et al. 1973; Itabashi et al. 1957; Jellinger 1977; Kitamura et al. 1979; Lampe 1958; Nakamura et al. 1975; Okeda 1971; Warren 1943, 1944), halten andere Autoren aufgrund ihrer pathologischen Befunde eine primäre Nervengewebsschädigung durch die ionisierenden Strahlen für wahrscheinlicher (Arnold et al. 1954; Burns et al. 1972; Davidoff et al. 1938; Malamud et al. 1954; Schmitt 1979). Die Annahme einer primären Strahlenschädigung des Nervengewebes stützt sich in erster Linie auf eine Diskrepanz zwischen Ausmaß der Nekrose und nachweisbaren Gefäßveränderungen. Die von allen Seiten nachgewiesene Bevorzugung der weißen Substanz wird von den Vertretern der vaskulären Theorie dadurch erklärt, daß die Vaskularisation hier im Vergleich zur grauen Substanz geringer ist und dadurch sich Strahlenfolgen in diesem Bereich zuerst manifestieren, während Vertreter der Parenchymtheorie meinen, daß aufgrund der höheren Gefäßdichte der grauen Substanz hier bei Annahme einer primären vaskulären Schädigung in einem größeren Ausmaß Nekrosen nachweisbar sein müßten.

Eine dritte Theorie, daß nämlich ein immunologischer Prozeß durch die Bestrahlung ausgelöst werden könnte und über eine Entzündung bei Antigen-Antikörperbildung die Nekrosen bedinge, hat sich bei späteren pathologisch-histologischen und immunhistologischen Untersuchungen nicht bestätigen lassen (Kahr 1956; Lampert et al. 1959; Rose 1958; Sebek et al. 1959; Zülch 1963, 1969).

Dagegen halten viele Autoren an der Annahme einer Idiosynkrasie zur Erklärung des Auftretens von Strahlenfolgen nach sehr niedrigen Rückenmarksstrahlendosen fest (Jellinger u. Sturm 1971 u. a.).

Bei den geschilderten Befunden handelt es sich um Veränderungen, die bei Patienten mit einer manifesten Strahlenmyelopathie post mortem gefunden werden. Mitteilungen über strahlenbedingte pathologisch-histologische Befunde in der subklinischen Phase — der Latenzzeit — liegen nur sehr spärlich vor. Während Jones (1964) bei einem pathologisch-histologisch untersuchten Fall einer transitorischen Strahlenmyelopathie keine Veränderungen nachweisen konnte, fanden Nagase et al. (1973) bei einem entsprechenden Patienten Gefäßwandschäden. Palmer (1972) konnte pathologische Gefäßveränderungen im Bestrahlungsbereich bei 2 Patienten nachweisen, die vor dem möglichen Auftreten einer Strahlenmyelopathie verstarben.

5 Häufigkeit und Inzidenz der Strahlenmyelopathie

Genaue Angaben über die Häufigkeit des Krankheitsbildes zu machen stößt auf große Schwierigkeiten, da zum einen in der Weltliteratur wiederholt einzelne Fälle mehrfach beschrieben werden, zum anderen eine sicher nicht unerhebliche Dunkelziffer vorliegt, wenn man bedenkt, daß das symptomfreie Intervall vor Auftreten der neurologischen Symptomatik nach Behandlung eines bösartigen Tumors immer zunächst den Verdacht auf eine Absiedlung des Malignoms nahelegt. In dem uns vorliegenden Schrifttum konnten wir 522 Patienten mit einer Strahlenmyelopathie zählen, wobei wir − soweit aufgrund der vorliegenden Angaben möglich − Doppelveröffentlichungen ausgeschlossen haben. Darüber hinaus wurden bei dieser Zählung Patienten mit einer sog. transitorischen Strahlenmyelopathie (s. weiter unten) und Strahlenmyelopathien nach Strahlentherapie von Rückenmarkstumoren nicht berücksichtigt. Wie Tabelle 1 zeigt, liegen in einem Viertel der Fälle Sektionsergebnisse vor, in einem weiteren Viertel darf die Diagnose aufgrund der durchgeführten Diagnostik als gesichert gelten (s. auch unten). Aufgrund der Literaturangaben lassen sich im wesentlichen drei höhenlokalisatorische Formen der Strahlenmyelopathie abgrenzen: die zervikale, die thorakale und die lumbale Form. Die höchste Lokalisation der Strahlenmyelopathie, nämlich die Schädigung des verlängerten Marks, tritt nicht selten im Rahmen zervikaler Bestrahlungsfolgen auf und ist in Tabelle 1 unter dieser Lokalisation mitgezählt. Eine Reihe von Autoren subsummiert allerdings die Bestrahlungsfolgen an der Medulla oblongata unter den Schädigungen des Gehirns, so daß diese unter dem Begriff der Strahlenmyelopathie nicht auftauchen. Wir konnten insgesamt 265 zervikale, 213 thorakale und 44 lumbale Strahlenmyelopathien zählen. Wie sich aus Tabelle 2 ergibt, hat die Häufigkeit der Strahlenmyelopathie in den 4 Jahrzehnten von 1941−1980 rapide zugenommen. Dies mag zum einen daran liegen, daß man erst durch Ahlboms Veröffentlichung 1941 auf dieses Krankheitsbild aufmerksam wurde, nachdem zuvor das Nervengewebe als besonders strahlenresistent angesehen wurde, zum anderen dürften aber die Entwicklungen in der Bestrahlungsmethodik eine besondere Rolle spielen. Hier ist in erster Linie der Einsatz von Strahlenquellen mit höherem linearen Energietransfer (LET) zu erwähnen. Mit den heutigen deutlich verbesserten Möglichkeiten eine erforderliche hohe Tiefendosis im Tumorbereich zu erzielen, steigt auch die Gefahr einer vermehrten Strahlenbelastung des Rückenmarks; hinzu kommt, daß mit verbesserter Strahlentechnik die kurative Erfolgsrate mit dieser Behandlungsmethode größer wird und damit die Wahrscheinlichkeit, daß der Patient aufgrund der höheren Überlebenszeit eine Strahlenmyelopathie erlebt, zunimmt.

Die in der Literatur vorliegenden Angaben über die Inzidenz der chronisch-progredienten Strahlenmyelopathie sind in Tabelle 3 zusammen-

Tabelle 1. Häufigkeit der Strahlenmyelopathie (nach Angaben der Weltliteratur)

Jahr	Autor	Strahlenmyelopathie	Myelographie (M) Laminektomie (L)	Sektion
1941	Ahlbom	4 (zervikal)	–	4
1943	Smithers et al.	1 (thorakal)	–	–
1945	Stevenson u. Eckhardt	1 (zervikal)	–	1
1948	Boden	6[a] (zervikal)	–	2
	Greenfield u. Stark	3 (lumbal)	1 (M)	–
1950	Boden	2[a] (zervikal)	–	–
1951	Jakobsson	13 (zervikal)	–	–
1954	Friedman	10 (lumbal)	–	–
	Malamud et al.	1 (zervikal)	–	1
1957	Itabashi et al.	2 (zervikal)	–	1
	Molin u. Sourander	5 (zervikal)	–	5
1958	Bonduelle et al.	1 (zervikal)	–	–
1959	Schümmelfelder	1 (zervikal)	–	1
	Sebek et al.	1 (zervikal)	–	1
	Smedal u. Watson	1 (zervikal)	–	1
1960	Dynes	11[a] (zervikal-thorakal)	3 (M), 2 (L)	2
	Scheidegger	1 (zervikal)	–	1
1961	Alajouanine et al.	1 (zervikal)	–	1
	Pallis et al.	5 (3 zervikal, 2 thorakal)	4 (M)	1
	Pech et al.	1 (zervikal)	–	1
	Seitz u. Kalm	4 (zervikal)	1 (M)	3
1962	Balthasar u. Eschner	1 (zervikal)	–	1
	Frank et al.	1 (thorakal)	–	–
	Wachtler	2 (zervikal)	–	2
1964	Fischer	1 (thorakal)	–	–
	Held et al.	2 (zervikal)	–	2
	Kozuka et al.	1 (zervikal)	–	1
	Sinner	1[b] (thorakal)	–	1
	Vaeth	5 (3 zervikal, 2 thorakal)	–	–
	Verjaal	1 (thorakal)	–	1
	Weingarten u. Wachtler	1[c] (zervikal)	–	1
1965	Clergue	2 (zervikal)	–	2
	Ferrero u. Obarrio	1 (thorakal)	1 (M)	–
	Fletcher u. Million	4 (zervikal)	–	–
1966	Atkins u. Tretter	14 (12 thorakal, 2 zervikal)	–	3
	Baldus	11 (zervikal)	6 (M)	5
	Raskind u. Bagshaw	1 (zervikal)	–	1
1967	Kristensson et al.	5 (zervikal)	–	5
	Smaltino et al.	1 (thorakal)	–	1
1968	Hung	18 (zervikal)	3 (M)	1
	Lehmann et al.	1[a] (zervikal)	–	1
	Locksmith u. Powers	6 (thorakal)	4 (M)	–

Tabelle 1 (Fortsetzung)

Jahr	Autor	Strahlenmyelopathie		Myelographie (M) Laminektomie (L)	Sektion
1968	Reagan et al.	10	(7 zervikal, 3 thorakal)	10 (M)	–
	Schmidt u. Müller	1	(zervikal)	–	1
	Van den Brenk et al.	21	(20 zervikal, 1 thorakal)	–	–
1969	Coy et al.	3	(thorakal)	1 (M)	2
	Maier et al.	15	(lumbal)	15 (M)	–
	Okhrimenko et al.	4	(zervikal)	–	2
	Philipps u. Buschke	3	(thorakal)	1 (M)	1
	Tan u. Khor	2	(zervikal)	1 (M)	–
1970	Castaigne et al.	3*	(thorakal)	2 (M)	1
	Charbonnel et al.	3	(thorakal)	–	–
	Egawa et al.	3*	(zervikal)	–	–
	Eyster u. Wilson	3	(thorakal)	2 (M), 1 (L)	–
	Figini u. Grosz	3	(2 zervikal, 1 thorakal)	–	–
1971	Coy u. Dolman	3	(thorakal)	–	2
	Henry et al.	7	(2 zervikal, 5 thorakal)	3 (M)	1
	Hoed-Sijtsema et al.	11	(zervikal, thorakal)	–	–
	Jellinger u. Sturm	12	(11 zervikal, 1 thorakal)	–	12
	Okeda	2	(zervikal)	–	2
	Rivett	2	(thorakal)	–	2
	Solheim	4ᵃ	(2 zervikal, 2 thorakal)	–	–
1972	Burns et al.	4	(zervikal)	–	4
	Byfield	1	(thorakal)	–	–
	Carvalho et al.	1	(zervikal)	–	1
	Kaplan	1	(thorakal)	–	–
	Khairushev et al.	9	(thorakal)	–	–
	Palmer	7	(3 zervikal, 4 thorakal)	–	7
1973	Abramson u. Cavanaugh	4	(thorakal)	–	–
	Castleman	1	(zervikal)	–	1
	Dichiro u. Herdt	1	(thorakal)	–	–
	Glicksman u. Nickson	2	(thorakal)	–	–
	Hori et al.	1	(thorakal)	–	1
	Ishida et al.	1	(zervikal)	–	1
	Lechevalier et al.	5	(zervikal)	4 (M)	1
	Marty u. Minckler	1	(zervikal)	–	1
	Miyake u. Yamamoto	1	(thorakal)	–	1

Tabelle 1 (Fortsetzung)

Jahr	Autor	Strahlenmyelopathie	Myelographie (M) Laminektomie (L)	Sektion
1973	Nagase	7[a] (2 zervikal, 5 thorakal	7 (M)	–
	Satoyoshi et al.	1 (zervikal)	–	1
	Yaar et al.	4 (1 zervikal, 3 thorakal)	3 (M)	–
1974	Berge et al.	1 (zervikal)	–	1
	Bhavilai	1 (thorakal)	1 (M)	–
	Critsotakis et al.	3 (zervikal)	1 (M)	1
	Fogelholm et al.	1 (zervikal)	–	1
	Haltia et al.	1 (zervikal)	–	–
	Noetzel u. Weber	1 (thorakal)	1 (M)	–
1975	Ballantyne	8 (zervikal)	–	8
	Combes	26[b] (18 zervikal, 6 thorakal, 2 lumbal)	10 (M)	–
	Durkovsky	2[a] (zervikal)	1 (M)	1
	Fröscher et al.	3 (thorakal)	1 (L)	2
	Gänshirt	12 (2 zervikal, 10 thorakal)	8 (M)	2
	Sanjuanbenito et al.	1 (thorakal)	–	1
	Wara et al.	9 (3 zervikal, 6 thorakal)	–	–
1976	Ballweg et al.	1 (thorakal)	–	1
	Glanzmann et al.	4[c] (1 zervikal, 3 thorakal)	–	–
	Reinhold et al.	19 (thorakal)	–	–
	Sutherland u. Myers	2 (thorakal)	1 (M)	1
1977	Berendes u. Dörstel-mann	2 (1 zervikal, 1 thorakal)	1 (M)	1
	Froissart et al.	1 (zervikal)	1 (L)	–
	Hopfan et al.	1 (thorakal)	–	–
	Kristensen et al.	4 (lumbal)	3 (M)	–
1978	Abbatucci et al.	12 (zervikal)	–	–
	Arnould et al.	4 (3 zervikal, 1 thorakal)	3 (M)	–
	Brown u. Kagan	1 (zervikal)	–	1
	Gänshirt	6[c] (3 thorakal, 3 lumbal)	–	–
	Holdorff	2 (lumbal)	1 (M)	–
	Ikuno et al.	1 (thorakal)	–	1
	Lambert	2 (thorakal)	2 (M)	–
	Schiødt u. Kristensen	1[c] (lumbal)	–	–
	Schulz u. Bamberg	3[a] (thorakal)	2 (M)	1
	Sundaresan et al.	1[b] (zervikal)	–	1

Tabelle 1 (Fortsetzung)

Jahr	Autor	Strahlenmyelopathie		Myelographie (M) Laminektomie (L)	Sektion
1979	De Michele	3	(zervikal)	1 (L), 1 (M)	–
	Feudell	4	(lumbal)	–	–
	Kitamura	1	(zervikal)	–	–
	Petersen	1	(thorakal)	1 (M)	–
	Ruckdeschel	1	(thorakal)	1 (M)	–
	Sanyal	5	(1 zervikal, 4 thorakal)	5 (M)	–
	Tokars u. Griem	4	(zervikal)	–	–
	Worthington	4	(1 zervikal, 3 thorakal)	1 (M)	3
1980	Black	2	(zervikal)	1 (M)	1
	Buchholz u. Daehn	1	(zervikal)	–	1
1981	Dische	8	(thorakal)	–	–
	Douglas	3	(thorakal)	1 (M)	1
	Kim u. Fayos	3	(zervikal)	2 (M)	–
	Valli u. Cappa	1	(zervikal)	1 (M)	–
1982	Fitzgerald et al.	6	(thorakal)	–	–
1983	Hatlevoll	17	(thorakal)	4 (M), 3 (L)	–
Gesamt:		522	(265 zervikal, 213 thorakal, 44 lumbal)	135	131

[a] Patienten mit einer transitorischen Strahlenmyelopathie wurden nicht berücksichtigt
[b] Strahlenmyelopathien nach Strahlentherapie von Rückenmarkstumoren wurden nicht berücksichtigt
[c] Bereits zuvor veröffentlichte Fälle wurden nicht mitgezählt

Tabelle 2. Häufigkeit der Strahlenmyelopathie in 4 Jahrzehnten (nach den Angaben der Weltliteratur)

Zeitraum	Klinische Fälle	Sektionsfälle
1941 – 1950	17	7
1951 – 1960	47	13
1961 – 1970	165	41
1971 – 1980	255	69

gestellt. Es ist äußerst problematisch, die Zahlenangaben verschiedener Autoren zu vergleichen. Das Hauptproblem ist hierbei die Frage der Überlebenszeit. Von der Mehrzahl der Autoren werden die Angaben zur Inzidenz aus einem Patientenkollektiv ohne Berücksichtigung einer Mindestüberlebenszeit gemacht. Da aber, wie später noch näher darzulegen

16

Tabelle 3. Inzidenz der Strahlenmyelopathie (chronisch-progrediente Form) (nach Angaben der Weltliteratur)

Autor	Jahr	Tumor	[n]	Überlebenszeit	Strahlenmyelopathie		[%]
Ahlbom	(1941)	Hypopharynx	235		4	(zervikal)	1,7
Smithers et al.	(1943)	Ösophagus	66		1	(thorakal)	1,5
Boden	(1948)	Kopf/Hals	161		6	(zervikal)	6,2
Greenfield u. Stark	(1948)	Hoden	180		3	(lumbal)	1,7
Jacobsson	(1951)	Hypopharynx	322		13	(zervikal)	4,0
Friedman	(1954)	Hoden	100		10	(lumbal)	10,0
Dynes u. Smedal	(1960)	Kopf/Hals/Mediastinum	800		10	(3 zervikal, 7 thorakal)	1,3
Pallis et al.	(1961)	Kopf/Hals/Ösophagus	124		5	(3 zervikal, 2 thorakal)	4,0
Vaeth	(1964)	Kopf/Hals/Lunge	322		3	(2 zervikal, 1 thorakal)	0,9
Baldus	(1966)	Kopf/Hals	247		11	(zervikal)	4,5
Hung	(1968)	Nasopharynx	226		14	(zervikal)	6,2
Lehmann et al.	(1968)	Hals	17	8/12 Monate	1	(zervikal)	5,9 (12,5)
Locksmith u. Powers	(1968)	Lunge	207	48/12 Monate	6	(thorakal)	2,9 (12,5)
Reagan	(1968)	Kopf/Hals	1018		10	(zervikal)	1,0
Van den Brenk et al.	(1968)	Kopf/Hals	357	239/9 Monate	21	(zervikal)	5,9 (8,8)
Coy et al.	(1969)	Lunge	440	115/9 Monate	2	(thorakal)	0,5 (1,7)
Maier et al.	(1969)	Hoden	800	343/3 Jahre	15	(lumbal)	1,9 (4,0)
Philipps u. Buschke	(1969)	Lunge/Thymom/Ösophagus	350	40/18 Monate	3	(thorakal)	0,9 (7,5)

Tan u. Khor	(1969)	Nasopharynx	22		3	(zervikal)	13,6
Egawa et al.	(1970)	Kopf/Hals	60		4	(zervikal)	6,7
Eichhorn et al.	(1972)	Lunge/Mamma	248		k.A.	(thorakal)	5,6–9,0
Kaplan	(1972)	Hodgkin	592		1	(thorakal)	0,15
Glicksman et al.	(1973)	Hodgkin	300		2	(thorakal)	0,7
Nagase et al.	(1973)	Kopf/Hals/Lunge/Ösophagus	600		7	(2 zervikal, 5 thorakal)	1,0
Ballantyne	(1975)	Nasopharynx	218		8	(zervikal)	3,7
Bloomer u. Hellmann	(1975)	Hodgkin	592		1	(thorakal)	0,2
Busse et al.	(1975)	Mediastinum	100	77/18 Monate	3	(thorakal)	3,0 (4,0)
Reinhold et al.	(1976)	Lunge	307	43/30 Monate	19	(thorakal)	6,2 (44,2)
Schulz u. Busch	(1977)	Hodgkin	74		2	(thorakal)	1,5
Abbatucci et al.	(1978)	Kopf/Hals	1715	548/24 Monate	12	(zervikal)	0,7 (2,2)
Lambert	(1978)	Lunge/Ösophagus	k.A.	58/18 Monate	2	(thorakal)	(3,5)
Schiødt u. Kristensen	(1978)	Hoden	156	99/24 Monate	5	(lumbal)	3,2 (5,0)
Sanyal et al.	(1979)	Ösophagus	185		4	(thorakal)	2,2
Tokars u. Griem	(1979)	Nasopharynx	96		7	(zervikal)	7,3
Black et al.	(1980)	Kopf/Hals	120		2	(zervikal)	1,7
Dische et al.	(1981)	Lunge	303	120/6 Monate	8	(thorakal)	2,6 (6,7)
Kim u. Fayos	(1981)	Kopf/Hals	109		3	(zervikal)	2,8
Fitzgerald et al.	(1982)	Lunge	200	45/11 Monate	6	(thorakal)	3,0 (13,3)
Hatlevoll et al.	(1983)	Lunge	387	230/6 Monate	17	(thorakal)	4,4 (7,4)

k.A. = Keine Angaben
( ) = Werte bei Berücksichtigung der Überlebenszeit

17

sein wird, bei der Strahlenmyelopathie die ersten klinischen Erscheinungen erst nach einem symptomfreien Intervall von Monaten bis Jahren auftreten, lassen sich Bestrahlungsfolgen am Rückenmark von Patienten, die nur wenige Wochen oder Monate nach Abschluß einer Strahlentherapie überlebten, grundsätzlich nicht ausschließen. Aufgrund dieser Überlegung wird die große Streuung der Prozentangaben in Tabelle 3 verständlich. Legt man z. B. die Arbeit von Locksmith u. Powers (1968) zugrunde, besteht mit 6 thorakalen Strahlenmyelopathien unter 207 Patienten, die wegen eines Lungenkarzinoms bestrahlt wurden, eine Inzidenz von 2,9%. Da aber nur 48 Patienten 1 Jahr überlebten, steigt unter Zugrundelegung dieser Zahl der Prozentsatz auf 12,5%. In ähnlicher Weise verändern sich die Prozentangaben bei den anderen Autoren, die Mindestüberlebenszeiten in ihrem Krankengut angeben. Je länger die zugrunde gelegte Mindestüberlebenszeit ist, desto wahrscheinlicher wird es, daß der Patient eine Strahlenmyelopathie erlebt: So steigt in der Arbeit von Reinhold et al. (1976) der Prozentsatz der Inzidenz von 6,2% auf 44,2%, bei Berücksichtigung einer Überlebenszeit von 30 Monaten.

Läßt man die Überlebenszeit unberücksichtigt, schwanken die Literaturangaben bezüglich der Inzidenz der Strahlenmyelopathie zwischen knapp 1% und maximal 10% aller bestrahlten Patienten; legt man eine Mindestüberlebenszeit von 1 Jahr zugrunde, ist mit einer Inzidenzrate von 2−13% zu rechnen. Die höchsten Inzidenzraten finden sich in den Angaben der Weltliteratur für zervikale Strahlenmyelopathien nach Bestrahlung von Tumoren im Kopf- und Halsbereich, gefolgt von der thorakalen Strahlenmyelopathie nach der Radiatio von Lungen-, Ösophagus- und Mediastinaltumoren. Bei dieser letzten Gruppe ist der sprunghafte Anstieg der Strahlenmyelopathiefälle bei Berücksichtigung einer Mindestüberlebenszeit besonders eklatant. Dies macht es wahrscheinlich, daß die Zahl der thorakalen Strahlenmyelopathien wesentlich höher läge, wenn nicht bei den hier meist zugrundeliegenden Primärtumoren die Prognose quoad vitam so schlecht wäre. Die niedrigsten Inzidenzraten werden für die Strahlenmyelopathie nach Behandlung eines M. Hodgkin (0,15−1,5%) angegeben.

6 Klinik der Strahlenmyelopathie

In der Literatur werden grundsätzlich zwei Formen der Strahlenmyelopathie unterschieden:

1. die chronisch-progrediente Strahlenmyelopathie und
2. die transitorische Strahlenmyelopathie.

Die letztgenannte Form wurde als eigenes Krankheitsbild 1964 von Jones anhand von 7 Patienten herausgearbeitet, nachdem bereits zuvor rund

Tabelle 4. Häufigkeit der Strahlenmyelopathie (transitorische Form)
(nach den Angaben der Weltliteratur)

Jahr	Autor	[n]	Tumor (Zahl)	Latenzen (Monate)
1948	Boden	4	Hodgkin (3), Pharynx (1)	1 – 6 (Median 4)
1950	Boden	1	Pharynx (1)	12
1960	Dynes	14	Kopf/Hals/Thorax (k.A.)	k.A.
1964	Jones	7	HNO (7)	0,5 – 9 (Median 3,5)
1968	Lehmann et al.	2	Hypopharynx (1), Retikulo-se (1)	3 bzw. 5
1970	Castaigne et al.	1	Hodgkin (1)	5
1970	Egawa et al.	2	HNO (2)	k.A.
1971	Solheim	1	Hypopharynx (1)	19
1973	Nagase et al.	2	Lunge (2)	3,6
1975	Baekmark	8	Hodgkin (7), HNO (1)	k.A.
1975	Durkovsky	2	Hodgkin (1), Tonsille (1)	3 bzw. 4
1975	Gänshirt	1	Hodgkin (1)	1
1976	Svan-Tapper et al.	7	Hodgkin (7)	k.A.
	Schiødt u. Kristensen	5	Hoden (5)	Median 4
1978	Schulz u. Bamberg	1	Hodgkin (1)	2
1980	Lecky et al.	2	Hodgkin (1), Hoden (1)	3 bzw. 5
1980	Word et al.	4	Hodgkin (4)	1 – 5 (Median 1,5)
	Gesamt	63	HNO (15), Hodgkin (25)	1,5 – 19 (Median 4)

k.A. = keine Angaben

20 Patienten beschrieben worden waren (vgl. Tabelle 4). Es handelt sich bei
der transitorischen Strahlenmyelopathie um eine neurologische Reizsymptomatik in Form von Dysästhesien und Parästhesien im Bereich der Extre-
mitäten, die teilweise in der typischen Form des nach Lhermitte (1929) be-
nannten Zeichens in Form eines Elektrisierens nach Kopfbeugung auftreten (Rouques 1960). Definitionsgemäß tritt das Kranksheitsbild nach einer
Latenz von wenigen Monaten nach Abschluß der Strahlentherapie auf und
verschwindet innerhalb weniger Wochen oder Monate ohne neurologische
Restsymptome. Im uns vorliegenden Schrifttum findet sich eine Gesamtzahl von 64 transitorischen Strahlenmyelopathien, eine Geschlechts- oder
Altersabhängigkeit des Krankheitsbildes wurde auch in größeren Kollektiven nicht beobachtet (Jones 1964; Baekmark 1975). Auffallend häufig
wird das Lhermitte-Phänomen im Zusammenhang mit einer Strahlentherapie bei M. Hodgkin berichtet (knapp 50% aller Fälle). Ein möglicher
Zusammenhang mit der Strahlenmethodik der sog. Mantelfeldbestrahlung, bei der sehr große Rückenmarksabschnitte im Bestrahlungsfeld liegen, ist zu vermuten (Svahn-Tapper et al. 1976). Die Latenzzeiten bis zum
Auftreten der Symptomatik betragen 1,5 – 19 Monate, der Medianwert

liegt bei 4 Monaten; damit ist das freie Intervall sicher kürzer als bei der chronisch-progredienten Strahlenmyelopathie. Jedoch haben bereits 1970 Castaigne et al. und später auch Fishman (1975) darauf hingewiesen, daß das Lhermitte-Phänomen auch Frühsymptom einer chronisch-progredienten Verlaufsform sein kann, somit aufgrund einer transitorischen Symptomatik über einige Wochen eine spätere chronisch-progrediente Strahlenmyelopathie nicht auszuschließen ist.

Die chronisch-progrediente Strahlenmyelopathie kann einen subakuten oder schleichenden Beginn zeigen, typisch sind schubweise Befundverschlechterungen. Aufgrund höhenlokalisatorischer Gegebenheiten lassen sich grundsätzlich zwei Formen abgrenzen: ein spastisch-dissoziierter Typ bei Schädigung des Zervikal- bzw. Thorakalmarks und ein schlaffer Typ bei Schädigung im Lumbosakralbereich. Durch Miteinbeziehung der spinalen Intumeszenzen kann es auch beim spastisch-dissoziierten Typus zu schlaffen Symptomen in den Armen bei Halsmarkschädigung bzw. in den Beinen bei Schädigungen im Bereich der thorakolumbalen Übergangsregion kommen. Sind die oberen Halsmarkabschnitte betroffen, können Hirnnervenausfälle durch Miteinbeziehung der Medulla oblongata hinzutreten; die Schädigung der Medulla oblongata selbst führt zu einem Alternanssyndrom.

Bei den am häufigsten beobachteten Formen der chronisch-progredienten Strahlenmyelopathie, den Bestrahlungsfolgen an Zervikal- und Thorakalmark, ist die Symptomatik ganz vorwiegend geprägt von Symptomen von seiten des Tractus spinothalamicus und der Pyramidenbahn. An dritter Stelle in der Häufigkeit stehen sensible Störungen durch Befall der Hinterstränge. Die klinische Symptomatik kann im Beginn der einer Halbseitenschädigung des Rückenmarks im Sinne eines Brown-Séquard-Syndroms weitgehend gleichkommen und sich im schlimmsten Falle bis hin zum kompletten Transversalsyndrom entwickeln. Gänshirt (1975, 1978) war der erste, der darauf hinwies, daß neben dem Brown-Séquard- und dem Transversalsyndrom auch ein klinisches Bild auftreten kann, das der neurologischen Symptomatik bei Verschluß der vorderen Spinalarterie, dem Spinalis-anterior-Syndrom weitgehend entspricht. Grundsätzlich kann die Strahlenmyelopathie auf jedem Stadium stehenbleiben oder sich aber bis zum kompletten Querschnittsbild entwickeln.

Die Bestrahlungsfolgen des lumbalen Rückenmarks nehmen eine Sonderstellung ein. Zum einen ist die sog. lumbale Strahlenmyelopathie wesentlich seltener als die zervikalen oder thorakalen Formen (vgl. Tabelle 1), zum anderen ist sie die einzige Form, bei der Unklarheiten über den genauen Läsionsort besteht. Während die Erstautoren, Greenfield u. Stark (1948), sowie eine Reihe späterer Autoren (Friedman 1959; Maier et al. 1969; Schiødt u. Kristensen 1978) das bei diesen Patienten entstehende rein motorische Kaudasyndrom auf eine isolierte Schädigung der Vorderhornzellen zurückführen (sog. „amyotrophische" Form der Strahlenmyelopathie), deuten andere Autoren (Holdorff 1978; Feudell 1979) die klinische Symptomatik als Ausdruck einer Läsion des Plexus lumbosacralis. Hervorstechendes Merkmal der lumbalen Bestrahlungsfolgen ist das Auftreten einer schlaffen Paraparese der Beine mit keinen oder nur gering ausgeprägten Sensibilitätsstörungen, und − anders als bei den Armplexusläsionen (Spiess 1972) − das Fehlen typischer Schmerzen.

Die Latenzzeiten der spastisch-dissoziierten und der schlaffen Form unterscheiden sich. Aufgrund der uns vorliegenden Kasuistiken mit entsprechenden Angaben (Tabelle 5) konnten wir für die zervikothorakale Strahlenmyelopathie einen Durchschnittswert von 16 Monaten und für die lumbale Form einen Durchschnittswert von 20 Monaten errechnen.

Die wesentlichen Kriterien für die Diagnose einer Strahlenmyelopathie wurden 1961 von Pallis et al. formuliert:

1. Das Rückenmark muß ins Bestrahlungsfeld miteinbezogen gewesen sein,
2. die wesentlichen spinalen Ausfälle müssen in Höhe der Bestrahlungsebene liegen und
3. andere spinale Erkrankungen, die die Symptomatik erklären könnten (insbesondere Metastasen der Grundkrankheit), müssen ausgeschlossen sein.

Höhenlokalisation, Alter und Geschlecht der Patienten werden bei der Strahlenmyelopathie durch die Grundkrankheit, das zugrunde liegende Tumorleiden, bestimmt. Es wird in der Literatur sowohl eine höhere Gefährdung im Jugend- und Kindesalter (Allen 1978; Ballweg et al. 1976; Bode 1982; Howell 1979; Sundaresan et al. 1978) als auch für ältere Patienten (Rugh 1958) angegeben. Hatlevoll et al. (1983) beschrieben bei der Häufigkeit der Strahlenmyelopathie einen signifikanten Geschlechtsunterschied mit Bevorzugung des weiblichen Geschlechts nach Strahlentherapie von Bronchialkarzinomen, allerdings ist die Patientengruppe der Autoren nur klein. Der Art des Primärtumors dürfte im Hinblick auf die Entstehung der Strahlenmyelopathie lediglich ein lokalisatorischer Wert zukommen, nämlich − wie oben gesagt − es muß sich um einen Tumor der Körpermittellinie handeln. Im französischen Sprachraum war von Castaigne et al. (1970) und Henry et al. (1971) eine Bevorzugung von Erkrankungen des lymphoretikulären Systems vermutet worden. Fröscher (1976) konnt in seiner umfangreichen Zusammenstellung der Literatur keine Prävalenz eines Tumortypes nachweisen. Viel wahrscheinlicher als ein Zusammenhang mit der Art des Primärtumors erscheint eine Abhängigkeit von den durch den jeweiligen Primärtumor bestimmten Bestrahlungsbedingungen. Bei der Zusammenstellung der in der Weltliteratur gemachten Angaben zur Höhenlokalisation (vgl. Tab. 5) fällt im Bereich der thorakalen Segmente

Tabelle 5. Klinik der Strahlenmyelopathie (nach den Angaben der Weltliteratur)

Autor	Jahr	Fall-Nr.	Alter	Geschlecht	Tumor	Lokali-sation	Klinik	Latenz	Überlebenszeit (Todesursache)
A: Zervikale Strahlenmyelopathie									
Arnould et al.	1978	1	60	männl.	Larynx	C 3	BS→tv	24	>12
Ballantyne	1975	1	53	männl.	Nasopharynx	k.A.	itv	12	4
Berendes u. Dörstelmann	1977	1	63	weibl.	Zunge	C 3	BS→tv	9	1 (Atemlähmung)
Berge et al.	1974	1	63	männl.	Oropharynx	Medulla	Alternans	7	5
Black et al.	1980	1	73	männl.	Tonsille	C 3	BS	9	k.A.
		2	58	weibl.	Pharynx	k.A.	tv	12	k.A.
Boden	1948	1	73	männl.	Pharynx	k.A.	tv	11	1
		2	58	männl.	Pharynx	k.A.	tv	4	6
		3	56	weibl.	Pharynx	k.A.	itv	10	4
		4	52	weibl.	Lymphosarkom	k.A.	BS	12	>46
		5	39	männl.	Hodgkin	k.A.	tv	15	4
		6	23	weibl.	Hodgkin	k.A.	BS	11	11
	1950	1	47	männl.	Larynx	Medulla	Alternans	70	k.A.
		2	48	weibl.	Schilddrüse	Medulla	Alternans	13	k.A.
Bonduelle et al.	1958	1	45	männl.	Larynx	C 6	tv + VH	3	>30
Brown u. Kagan	1978	1	43	weibl.	Pharynx	C 3	itv	11	13
Burns et al.	1972	1	57	weibl.	Larynx	C 4	Sa	12	0,5 (Pneumonie)
		2	33	männl.	Pharynx	C 5	tv	7	3 (Pneumonie)
		3	59	weibl.	Pharynx	C 2	Sa	16	1,5 (Atemlähmung)
		4	61	weibl.	Pharynx	C 3	Sa	9	12 (Pneumonie)
Castleman	1973	1	60	weibl.	Hodgkin	C 5	itv + VH	k.A.	12 (Pneumonie)
Critsotakis et al.	1974	3	54	weibl.	Schilddrüse	C 3	itv	k.A.	k.A.
De Michele et al.	1979	1	40	männl.	Larynx	C 4	Sa	15	>12
		2	61	männl.	Larynx	C 8	BS→tv + VH	8	>15
		3	62	männl.	Larynx	k.A.	k.A.	k.A.	1 (Atemlähmung)
Durkovsky	1975	3	36	männl.	Larynx	C 8	tv + VH	12	k.A.
		4	48	weibl.	Hodgkin	C 4	itv	12	1

Autor	Jahr		Alter	Geschlecht	Lokalisation	Höhe	Typ			
Dynes u. Smedal	1960	4	46	weibl.	Pharynx	C 5	itv	7	>16	
		6	41	weibl.	Larynx	C 7	itv	24	69	(Tumor)
		8	58	männl.	Parotis	C 3	BS	25	48	
Figini u. Grosz	1970	1	58	weibl.	Hodgkin	k.A.	itv + VH	36	k.A.	
		3	60	weibl.	Mamma	C 7	itv + VH	24	k.A.	
Froissart et al.	1977	1	44	männl.	Larynx	C 6	BS	10	14	
Gänshirt*	1975	12	59	weibl.	Glomus	Medulla	Alternans	8	2	(Pneumonie)
Haltia et al.	1974	1	57	männl.	Hypopharynx	C 3	tv	12	9	
Held et al.	1964	1	41	männl.	Sarkom	k.A.	BS→tv	12	5	(Herzversagen)
		2	19	weibl.	Schilddrüse	k.A.	Sa→tv	7	11	(Pneumonie)
Henry et al.	1971	4	46	k.A.	Larynx	k.A.	Sa + VH	11	>19	
		5	33	k.A.	Hodgkin	C 5	tv + VH	14	18	
Holdorff u. Schiffter	1971	1	57	männl.	Angioblastom	Medulla	Alternans	30	0,7	
Hung	1968	1	24	weibl.	Nasopharynx	C 3 u. Med.	BS→tv	10	29	
		2	40	weibl.	Nasopharynx	Medulla	Alternans	13	23	
		3	31	weibl.	Nasopharynx	C 4	tv	21	16	
		4	34	männl.	Nasopharynx	C 4 u. Med.	tv	28	>32	
		5	44	männl.	Nasopharynx	C 4 u. Med.	BS→tv	33	14	
		6	49	männl.	Nasopharynx	C 4	BS	29	>20	
		7	25	weibl.	Nasopharynx	C 4	BS	38	>10	
		8	49	männl.	Nasopharynx	C 4	tv	36	3	
		9	54	männl.	Nasopharynx	Medulla	Alternans	41	>16	
		10	43	männl.	Nasopharynx	C 4	BS→tv	12	>36	
		11	31	männl.	Nasopharynx	C 4 u. Med.	Alternans	12	9	
		12	37	männl.	Nasopharynx	C 3	BS	9	6	
		13	33	männl.	Nasopharynx	C 4	tv	32	>10	
		14	29	männl.	Nasopharynx	C 3	BS→tv	18	>18	
		15	33	männl.	Nasopharynx	C 5	BS + VH	8	>23	
		16	25	weibl.	Nasopharynx	C 5	BS + VH	19	>13	
		17	49	männl.	Nasopharynx	C 5	BS + VH	28	>6	
		18	38	weibl.	Nasopharynx	C 3	BS→tv	15	5	
Ishida et al.	1973	1	24	weibl.	Nasopharynx	C 3	tv + VH	k.A.	k.A.	
Itabashi et al.	1957	1	72	männl.	Zunge	C 3	tv + VH	15	10	
		2	41	weibl.	Larynx	k.A.	Sa	45	>39	

Tabelle 5 (Fortsetzung)

Autor	Jahr	Fall-Nr.	Alter	Geschlecht	Tumor	Lokali-sation	Klinik	Latenz	Überlebenszeit (Todesursache)
Jellinger u. Sturm	1971	1	42	männl.	Melanom	C 2	tv	3	3,5
		2	67	männl.	Epiglottis	C 5	itv	6,5	4
		3	58	männl.	Larynx	C 5	itv	6,5	0,8
		4	40	männl.	Larynx	C 4	tv	7	6
		5	51	männl.	Tonsillen	C 1	itv + VH	9	3
		7	58	weibl.	Pharynx	C 3	BS	11	24
		8	63	männl.	Larynx	C 5	tv	11,5	16,5
		10	49	männl.	Larynx	C 4	BS	26	75
		11	59	männl.	Epiglottis	C 5	itv	32	9
		12	78	weibl.	Tonsillen	C 2	BS	41	11
Kim u. Fayos	1981	1	59	weibl.	Nasopharynx	C 6	tv	17	1 (Pneumonie)
		2	24	weibl.	Nasopharynx	k.A.	tv	25	>21
		3	31	männl.	Nasopharynx	k.A.	k.A.	12	>59
Kitamura et al.	1979	1	67	männl.	Larynx	C 2	tv	5	5
Kozuka et al.	1964	1	54	männl.	Pharynx	k.A.	tv	11	20
Kristensson et al.	1967	1	67	weibl.	Hypopharynx	k.A.	itv	40	8
		2	60	weibl.	Hypopharynx	k.A.	itv	7	7
		3	53	männl.	Hypopharynx	k.A.	itv	13	8
		4	67	weibl.	Hypopharynx	k.A.	itv	20	6
		5	65	weibl.	Hypopharynx	k.A.	itv + VH	15	3
Lehmann et al.	1968	1	46	männl.	Lymphom	k.A.	tv	12	9
Marty u. Minckler	1973	1	77	männl.	Pharynx	C 7	itv	48	2 (Pneumonie)
Malamud et al.	1954	1	22	männl.	Pharynx	C 6	Sa	10	4
Pallis et al.	1961	2	47	weibl.	Pharynx	k.A.	tv	7	4 (Pneumonie)
		4	50	weibl.	Cricoid	C 5	Sa→tv	18	8 (Pneumonie)
		5	52	weibl.	Schilddrüse	C 3	tv	8	>30
Palmer	1972	2	63	männl.	Tonsillen	C 3	tv + VH	19	5 (Pneumonie)
		4	77	männl.	Pharynx	C 3	BS + VH	48	2 (Pneumonie)
		7	63	weibl.	Lymphosarkom	C 4	tv	17	3 (Atemversagen)

Petersen	1979	1	43	weibl.	Lunge	C 7	BS	16	k.A.	
Reagan et al.	1968	1	55	weibl.	Ösophagus	C 5	tv	5	3	
		4	40	männl.	Pharynx	C 6	BS	30	>36	
		5	55	männl.	Zunge	C 2	BS	26	23	
		6	46	männl.	Nase	C 5	BS	15	8	
		8	65	weibl.	Ösophagus	C 7	tv	12	14	
		9	71	männl.	Ohr	C 4	BS	16	6	
		10	44	weibl.	Pharynx	C 6	tv	9	k.A.	
Sanyal et al.	1979	5	50	männl.	Tonsille	k.A.	BS	64	>36	
Schmidt u. Müller	1968	1	56	männl.	Zunge	C 3	tv	12	2	(Pneumonie)
Sebek et al.	1959	1	48	männl.	Larynx	C 7	Sa + VH	26	4	(Lungenembolie)
Solheim	1971	4	25	weibl.	Schilddrüse	C 8	itv + VH	6	>84	
Stevenson u. Eckhardt	1945	1	43	männl.	Pharynx	C 4	BS	22	4	
Tan u. Khor	1969	1	20	männl.	Pharynx	C 2	Sa	7	>48	
		2	42	weibl.	Pharynx	C 2	Sa	11	>12	
Wachtler	1962	1	53	weibl.	Pharynx	C 3	tv	16	4	(Urämie)
		2	55	männl.	Larynx	C 3	itv + VH	30	84	
Worthington	1979	2	57	weibl.	Tonsille	C 5	Sa	8	13	(Pneumonie)
		4	33	weibl.	Fibrosarkom	C 3	BS→tv	15	6	
Yaar et al.	1973	3	35	männl.	Nasopharynx	k.A.	tv + VH	12	k.A.	

B: Thorakale Strahlenmyelopathie

Arnould et al.	1978	2	54	männl.	Larynx	D 5	itv	15	>17
		3	53	männl.	Larynx	D 4	BS→tv	k.A.	>2
Atkins u. Tretter	1966	4	54	weibl.	Mamma	D 4	tv	15	>11
		11	50	männl.	Lunge	D12	BS	6	>10
Ballweg et al.	1976	1	12	männl.	Hodgkin	D 4	tv	3,5	2,5
Berendes u. Dörstelmann	1977	2	48	weibl.	Mamma	D 3	BS	2,5	>3
Carvalho et al.	1972	1	25	männl.	Pharynx	D 4	tv	6	k.A.
Castaigne et al.	1970	2	19	weibl.	Hodgkin	D 6	Sa	9	>48
		3	59	weibl.	Hodgkin	D 2	tv	8	>6
		4	30	weibl.	Hodgkin	D 7	BS	15	8

Tabelle 5 (Fortsetzung)

Autor	Jahr	Fall-Nr.	Alter	Geschlecht	Tumor	Lokali-sation	Klinik	Latenz	Überlebenszeit (Todesursache)	
Coy et al.	1969	1	46	männl.	Lunge	D 5	BS→tv	12	8	(Pneumonie)
		2	60	männl.	Lunge	D 5	tv	11	>9	
		3	73	weibl.	Lunge	D 4	BS→tv	9	4	(Lungenembolie)
Coy u. Dolman	1971	1	42	männl.	Lunge	D 3	itv	5	>48	
		2	53	männl.	Lunge	D 8	BS	10	2,5	
		3	63	männl.	Lunge	D 5	Sa	30	14	
Critsotakis et al.	1974	2	67	weibl.	Schilddrüse	D10	BS	48	>60	
Douglas et al.	1981	2	50	weibl.	Lunge	D10	itv	2,5	k.A.	
		3	55	weibl.	Lunge	k.A.	itv	2	>5	
Dynes u. Smedal	1960	1	42	männl.	Lymphom	D 4	tv	11	>90	
		2	50	männl.	Lunge	D 9	BS→tv	24	>18	
		3	42	weibl.	Pharynx	D 7	itv	13	>12	
		5	59	männl.	Lunge	D 9	tv	50	>90	
		7	45	männl.	Lunge	D 7	BS	33	1	(Meningitis)
		9	54	männl.	Lunge	D 4	BS→tv	24	12	
		10	39	männl.	Lunge	D10	tv	20	3	(Lungenembolie)
Eyster u. Wilson	1970	1	50	weibl.	Chondrosarkom	D 7	BS	9	>1	
		2	63	weibl.	Lunge	D 5	BS	7,5	>6	
		3	37	weibl.	Schilddrüse	D 6	tv	6	>4	
Ferrero u. Obarrio	1965	1	46	weibl.	Lunge	D 6	itv	33	>2	
Figini u. Grosz	1970	2	56	weibl.	Lunge	D 6	itv	31	k.A.	
Fogelholm et al.	1974	1	57	männl.	Hypopharynx	D 5	BS→itv	12	9	
Fröscher et al.	1975	1	56	männl.	Lunge	D 4	tv	5	12	
		2	49	männl.	Lunge	D 6	tv	k.A.	k.A.	
		3	26	männl.	Hodgkin	D 2	itv	12	6	
Gänshirt*	1975	1	39	männl.	Hodgkin	D 6	BS	9	>24	
		2	29	weibl.	Hodgkin	D 4	Sa→tv	6	>6	
		3	40	männl.	Hodgkin	D 5	Sa→tv	7	>4	
		4	45	männl.	Hodgkin	D 4	tv	7	>6	

Autor	Jahr	Nr.	Alter	Geschlecht	Tumor					
		5	15	weibl.	Hodgkin	D 4	tv	9	5	
		6	36	männl.	Hodgkin	D 4	Sa→tv	8	1	(Pneumonie)
		7	21	männl.	Hodgkin	D 8	BS	7	>3	
		8	42	weibl.	Hodgkin	D12	BS	48	>3	
		9	36	männl.	Hodgkin	D 3	tv	16	k.A.	
		10	47	weibl.	Mamma	D 6	BS→tv	9	>3	
		11	48	weibl.	Mamma	D 8	BS→tv	9	>2	
Glanzmann et al.	1976	1	59	männl.	Ösophagus	D 5	tv	6	12	
		2	35	männl.	Lunge	k.A.	itv	12	96	
		3	34	weibl.	Hodgkin	D 9	itv	24	>96	
Henry et al.	1971	1	64	k.A.	Lymphom	D 6	BS	29	>21	
		2	29	k.A.	Hodgkin	k.A.	Sa	6	6	
		3	68	k.A.	Epitheliom	D 6	tv	10	>11	
		6	27	k.A.	Hodgkin	D 1	tv	23	6	
		7	23	k.A.	Hodgkin	k.A.	tv	13	33	
Hopfan et al.	1977	1	44	männl.	Lymphom	D 1	BS	12	k.A.	
Ikuno et al.	1978	1	14	weibl.	Lymphosarkom	k.A.	tv	8	16	
Jellinger u. Sturm	1971	6	26	weibl.	Hodgkin	D 6	tv	9	6	
		9	44	weibl.	Nase	D 2	BS	12	2	
Lambert	1978	1	63	männl.	Lunge	k.A.	itv	15	19	
		2	38	männl.	Lunge	D 9	tv	25	>6	
Locksmith u. Powers	1968	1	46	weibl.	Lunge	D 9	BS→tv	21	8	
		2	50	männl.	Lunge	D 4	BS	16	>52	
		3	61	männl.	Lunge	k.A.	tv	35	13	(Pneumonie)
		4	52	männl.	Lunge	D 4	BS	14	>37	
		5	40	männl.	Lunge	D12	BS	12	>42	
		6	41	weibl.	Lunge	D 9	BS→tv	12	>18	
Nagase et al.	1973	2	56	weibl.	Schilddrüse	D 5	BS	6	>8	
		3	67	männl.	Lunge	D 7	BS	18	8	
		7	46	weibl.	Schilddrüse	D 5	BS	12	36	
		8	29	weibl.	Mamma	D 3	BS	26	18	
Okeda	1971	1	51	männl.	Larynx	D 3	tv	45	10	(Pneumonie)
		2	38	männl.	Epipharynx	D 2	itv	23	9	(Magenblutung)

Tabelle 5 (Fortsetzung)

Autor	Jahr	Fall-Nr.	Alter	Geschlecht	Tumor	Lokali-sation	Klinik	Latenz	Überlebenszeit (Todesursache)	
Pallis et al.	1961	1	51	weibl.	Cricoid	D 5	BS	17	216	(Herzinfarkt)
		3	46	männl.	Lunge	D 5	tv	7	>48	
Palmer	1972	1	43	weibl.	Hodgkin	D 6	tv	13	2	(Lungenembolie)
		3	48	männl.	Lunge	D 6	BS	12	2	(Tumor)
		5	70	weibl.	Ösophagus	D 5	tv	6	13	(Pneumonie)
		6	35	männl.	Hoden	D12	tv	14	10	(Urämie)
Phillips u. Buschke	1969	1	78	weibl.	Lunge	D 3	tv	11	>36	
		2	54	männl.	Lunge	D10	tv	13	16	(Darmperforat.)
		3	35	männl.	Lunge	D 6	tv	10	13	
Reagan et al.	1968	2	49	weibl.	Mamma	D 6	tv	5,5	>12	
		3	27	weibl.	Hodgkin	D10	tv	10	4	
		7	44	männl.	Lunge	D 7	tv	9	15	
Rivett	1971	1	64	männl.	Lunge	D 8	tv	12	6	
		2	64	weibl.	Lunge	D 5	tv	9	3	
Sanjuanbenito et al.	1975	1	46	männl.	Larynx	D 4	tv	k.A.	k.A.	
Sanyal et al.	1979	1	30	weibl.	Ösophagus	k.A.	BS	19	>48	
		2	49	männl.	Ösophagus	D 3	BS	25	6	
		3	50	weibl.	Ösophagus	D 4	itv	14	>33	
		4	70	weibl.	Ösophagus	k.A.	tv	6	>36	
Schümmelfelder	1959	1	62	männl.	Lunge	k.A.	tv	30	2	
Schulz u. Bamberg	1978	1	25	weibl.	Hodgkin	k.A.	tv	4	2	(Lungenembolie)
		2	32	männl.	Hodgkin	D 9	BS	16	>48	
		3	71	männl.	Lunge	D10	itv	24	>24	
Sinner	1964	1	53	weibl.	Ösophagus	D 8	tv	3,5	13,5	
Smithers et al.	1943	1	61	männl.	Ösophagus	D 4	BS	15	55	(Tumor)
Solheim	1971	2	48	weibl.	Schilddrüse	D 8	BS	20	72	(Tumor)
		3	45	weibl.	Pharynx	D 4	Sa	5	48	(Tumor)
		5	16	weibl.	Hodgkin	D 4	tv	11	36	(Tumor)
Sutherland u. Myers	1976	1	62	männl.	Lunge	D12	BS	11	>132	
		2	41	weibl.	Ösophagus	D 4	tv	29	4	(Harnwegsinf.)
Verjaal	1964	1	67	männl.	Lunge	D 8	BS→tv	7	9	(Pneumonie)

Worthington	1979	1	59	weibl.	Ösophagus	D 6	tv	5	7 (Pneumonie)
		3	38	weibl.	Lymphom	D10	BS→tv	10	k.A.
Yaar et al.	1973	1	44	weibl.	Mamma	D 4	itv	48	>48
		2	44	weibl.	Zylindrom	D 2	tv	12	k.A
		4	29	weibl.	Mamma	D 8	BS	12	>12

C. Lumbosakrale Strahlenfolgen

Greenfield u. Stark	1948	1	24	männl.	Hoden	Cauda	schlaff	8,5	>12
		2	20	männl.	Hoden	Cauda	schlaff	5	>18
		3	28	männl.	Hoden	Cauda	schlaff	4	>17
Holdorff	1978	1	46	weibl.	Uterus	Plexus lumbosakr.?	schlaff	2	>5
		2	44	weibl.	Rektum	Cauda	schlaff	30	>11
Kristensen et al.	1977	1	25	männl.	Hoden	Cauda	schlaff	14	>84
		2	24	männl.	Hoden	Cauda	schlaff	10	>36
		3	33	männl.	Hoden	Cauda	schlaff	12	>12
		4	19	männl.	Hoden	Cauda	schlaff	4	>10
Maier et al.	1969	1	21	männl.	Hoden	Cauda	schlaff	64	>13 Jahre
		2	31	männl.	Hoden	Cauda	schlaff	27	>13 Jahre
		3	38	männl.	Hoden	Cauda	schlaff	15	>16 Jahre
		4	25	männl.	Hoden	Cauda	schlaff	7	>36
		5	33	männl.	Hoden	Cauda	schlaff	156	>72
		6	35	männl.	Hoden	Cauda	schlaff	12	24
		7	29	männl.	Hoden	Cauda	schlaff	12	>21 Jahre
		8	28	männl.	Hoden	Cauda	schlaff	13	>21 Jahre
		9	22	männl.	Hoden	Cauda	schlaff	12	60
		10	24	männl.	Hoden	Cauda	schlaff	12	>14 Jahre
		11	20	männl.	Hoden	Cauda	schlaff	6	30
		12	27	männl.	Hoden	Cauda	schlaff	12	36
		13	19	männl.	Hoden	Cauda	schlaff	9	>60
		14	24	männl.	Hoden	Cauda	schlaff	4	18
		15	25	männl.	Hoden	Cauda	schlaff	12	>13 Jahre
Schiødt u. Kristensen	1978	1	35	männl.	Hoden	Cauda	schlaff	26	72

k.A. = keine Angaben; *BS* = Brown-Séquard-Syndrom; *Sa* = Spinalis-anterior-Syndrom; *itv* = inkomplettes Transversalsyndrom; *tv* = komplettes Transversalsyndrom; *VH* = Vorderhornläsion; * Fälle sind z.T. in der vorliegenden Arbeit enthalten

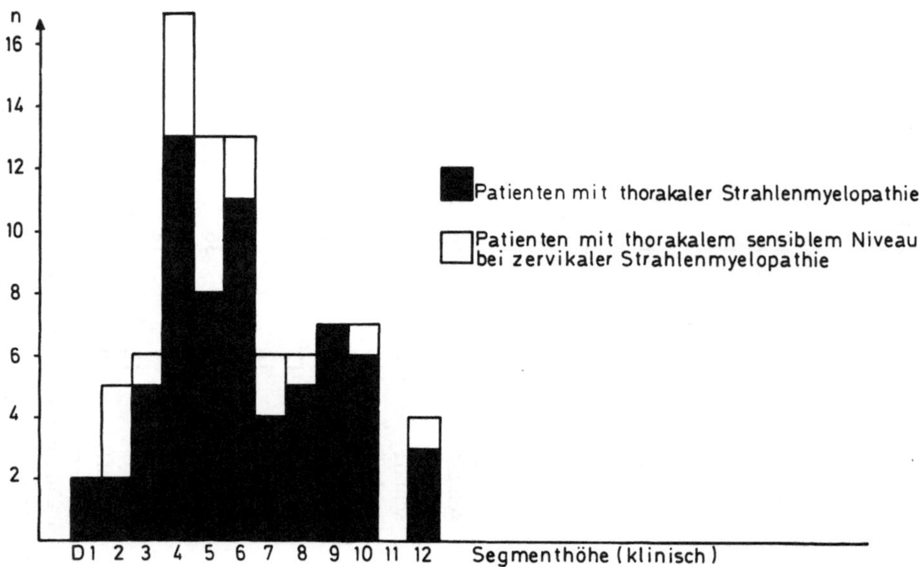

Abb. 1. Segmentale Verteilung im Thorakalbereich bei 88 Strahlenmyelopathie-Patienten der Weltliteratur (vgl. Tabelle 5)

die deutliche Bevorzugung des oberen Brustmarkes auf (Abb. 1). Diese Beobachtung soll im Zusammenhang mit den eigenen Ergebnissen diskutiert werden.

Die Strahlenmyelopathie ist eine ernste Komplikation, da sie in der Mehrzahl der Fälle zur Invalidität führt und oft durch die typischen Todesursachen bei Querschnittssyndromen (aufsteigende Harnwegsinfekte, Bronchopneumonien) den Tod des Patienten bedingt. Häufig ist es natürlich auch – ggf. auch vor Ausprägung des Vollbildes einer Strahlenmyelopathie – das Grundleiden, das fortschreitet und für den Tod des Patienten verantwortlich ist.

7 Differentialdiagnose der Strahlenmyelopathie

Diejenigen Krankheitsbilder, die differentialdiagnostisch in Erwägung zu ziehen sind, wenn bei einem Patienten mit einem extraspinalen Malignom Rückenmarkssymptome auftreten, sind in Tabelle 6 zusammengefaßt. Naturgemäß ist die wichtigste Differentialdiagnose die der Metastasierung ins Rückenmark. Aus diesem Grunde ist im Interesse des Patienten die Durchführung einer Myelographie eine conditio sine qua non. Die Liquoruntersuchung alleine ist auch bei unauffälligem Queckenstedt-Versuch sicherlich nicht ausreichend; ein Computertomogramm der Wirbelsäule

kommt nur bedingt in Frage, da die besonders häufig betroffene zervikothorakale Übergangsregion durch Überlagerungseffekte oft nur schwer
beurteilbar ist. In naher Zukunft wird möglicherweise die Kernspintomographie als Methode der Wahl bei spinalen Prozessen die Myelographie
ablösen können (Modic et al. 1983). Es gibt in der Literatur eine ganze
Reihe von Fällen, bei denen die Myelographie mit Kontrastmittel die
Symptomatik einer spinalen Raumforderung bei nachfolgend histologisch
nachgewiesener Strahlenmyelopathie erbrachte (Carvalho et al. 1972; Fogelholm et al. 1974; Froissart et al. 1977; Haltia et al. 1974; Lechevalier
et al. 1973, 1974, Marty u. Minckler 1973; Palmer 1972; Raskind u. Bagshaw 1966; Worthington 1979). In diesen Fällen ist die Laminektomie zur
Klärung der Diagnose unbedingt erforderlich, zum einen, um eine operati-
ve Entlastung des Rückenmarks nicht zu versäumen, zum anderen, um zu
gewährleisten, daß nicht eine erneute Bestrahlung eines bereits strahlenge-
schädigten Rückenmarkabschnittes eingeleitet wird. Berichte über derartige Fälle, bei denen aufgrund der klinischen Verdachtsdiagnose eines Rezi-
divwachstums bzw. einer lokalen Metastase erneut bestrahlt wurde, liegen
vor (Fröscher et al. 1975; Held et al. 1964; Verjaal 1964; Weingarten u.
Wachtler 1964). In der Regel ergibt die Myelographie bei der Strahlenmyelopathie einen Normbefund, aber auch eine Volumenminderung im Sinne
einer umschriebenen Atrophie wurde beschrieben (Atkins u. Tretter 1966;
Reagan et al. 1968).

Häufig kann aber auch die Klinik bereits bei der Abgrenzung gegenüber Mestastasen helfen: Eine kurze Latenz von nur wenigen Wochen, das
plötzliche Auftreten einer Querschnittslähmung und heftige Schmerzen
sollten an einen spinalen Tumor denken lassen (Margolis et al. 1981; Seitz
u. Kalm 1961; Spring et al. 1984). Außerdem sind es nur einige Primärtumoren, die häufiger spinale Metastasen setzen, nämlich das Bronchialkarzinom, das maligne Lymphom, das Mammakarzinom und das Prostata-
karzinom, wobei vor allem bei den Malignomen von Lunge und Mamma
oft gleichzeitig zerebrale Ansiedlungen vorliegen (Berlit u. Gänshirt 1985).
Schließlich ist eine spinale Metastasierung nicht selten Erstsymptom einer
Tumorerkrankung, z. B. beim malignen Lymphom in bis zu 85% (Karp et
al. 1984).

Die Liquoruntersuchungen ergeben bei der Strahlenmyelopathie abgesehen von den bereits erwähnten „pseudotumorösen" Fällen einen unauffälligen Befund oder zeigen eine leichte Eiweißerhöhung in der Regel unter
100 mg%. Nur in Ausnahmefällen wird eine leichte Erhöhung der Zellzahl
beschrieben (Held et al. 1964; Seitz u. Kalm 1961). Liegt eine derartige
Pleozytose vor, handelt es sich um ein unspezifisches Reizbild, anders als
bei differentialdiagnostisch abzugrenzenden Myelitiden. Es fehlen bei der
Strahlenmyelopathie auch entzündliche klinische Zeichen bzw. entsprechende Blutveränderungen. Bei speziellen Myelitiden (z. B. Zoster) besteht

Tabelle 6. Differentialdiagnose der Strahlenmyelopathie

Diagnose	Klinische Unterscheidungsmerkmale	Erforderliche Ausschlußdiagnostik	Literatur
Spinale Metastase	typische Schmerzen (radikulär, pressorisch) rasche Querschnittsymptomatik oft kurze Latenzzeit nur bei bestimmten Primärtumoren oft auch zerebrale Metastasen	Myelographie ggf. Laminektomie	Belmusto et al. 1966; Berlit u. Gänshirt 1985; Edelson et al. 1972; Karp et al. 1984; Margolis et al. 1981; Seitz u. Kalm 1961; Spring et al. 1984
Spinaler Lymphombefall	häufig Erstsymptom des Lymphoms (85%) Brückensymptome (LK-Befall nach Radiatio)	Myelographie	Schulz u. Busch 1977
Paraneoplastische Myelopathie	keine scharfe sensible Grenze nicht auf Bestrahlungsfeld beschränkt kurze Latenz – abrupter Beginn Hinterstrang-, Kleinhirn- und bulbäre Symptome nur bei einigen Tumoren (Lunge, Intestinum)	Liquor Verlauf	Brown u. Kagan 1978; Gilbert u. Kagan 1980; Innes u. Carsten 1961; Jerusalem 1972; Lester et al. 1979; Mancall u. Rosales 1964; Sieben et al. 1981
Spinale Ischämie	Risikofaktoren, ältere Patienten oft günstiger Verlauf TIA als Vorboten	ggf. Angiographie	Herrick u. Miles 1971; Jellinger 1972; Kim et al. 1984; Neumayer 1966; Reuther 1983; Slavin 1975
Zervikale Myelopathie	lange Anamnese, Alter der Patienten radikuläre Symptomatik früh schlaffe Symptome (Arme)	Röntgennativdiagnostik Myelographie EMG	Epstein et al. 1978; Ritter u. Hopf 1976

Zoster- myelitis	direkter zeitlicher Zusammenhang mit Hauteffloreszenzen	Liquor Serum	Hogan u. Krigman 1973; Muder et al. 1983; Vich 1966; Whiteley et al. 1979
Sonstige Myelitiden	Entzündungszeichen (Fieber) meningeale Symptome	Liquor Serum	
Funikuläre Myelose	Hinterstrangsymptome psychiatr. und hämatolog. Symptome fehlende scharfe sensible Grenze	Schilling-Test	Whiteley et al. 1979
Angiodysgenetische Myelomalazie	meist Männer, nur thorakolumbal früh Blasensymptome	Myelographie Verlauf	Foix u. Alajouanine 1926; Frank et al. 1962
Progressive multifokale Leukoenzephalopathie	nur bei Lymphomen immer zerebrale Symptome	CT	Thar u. Million 1980
Strahleninduzierter neurogener Tumor	junge Patienten lange Latenz (Jahre)	Myelographie	Clifton et al. 1980
Syringomyelie	dysraphische Stigmata, junge Patienten umschriebene dissoziierte sens. Störg. früh Vorderhornsymptome nicht auf Bestrahlungsfeld beschränkt	Myelographie NMR	
Toxische Myelopathie	direkter zeitlicher Zusammenhang mit intrathekaler Zytostatikagabe diffuse Rückenmarksymptome	Liquor	

ein direkter zeitlicher Zusammenhang mit der Primäraffektion (Muder et al. 1983).

Eine paraneoplastische Myelopathie läßt sich vor allem klinisch abgrenzen. Sie hält sich nicht an Latenzzeit und Bestrahlungsfeld, setzt abrupt ein und zeigt meist Hinterstrangsymptome, häufig auch bulbäre und zerebelläre Ausfälle (Brown u. Kagan 1978; Kramer u. Lee 1974; Mancall u. Rosales 1964). Schließlich tritt dieses paraneoplastische Syndrom nur bei wenigen Tumorarten auf, vornehmlich bei Karzinomen der Lunge und des Magen-Darm-Trakts, seltener auch beim Mammakarzinom (Sieben et al. 1981) und dem malignen Lymphom (Richter u. Moore 1968).

Weitere seltene Krankheitsbilder, die im Schrifttum in der Differentialdiagnose erwähnt werden, sind die progressive multifokale Leukoenzephalopathie bei M. Hodgkin (Thar u. Million 1980), Vaskulitiden (Lester et al. 1979; Neumayer 1966), strahleninduzierte Tumoren (Clifton et al. 1980) und toxische Myelopathie nach intrathekaler Zytostatikagabe (Douglas et al. 1981).

Rückenmarkserkrankungen, die häufiger sind, lassen sich zumeist problemlos klinisch, laborchemisch oder neuroradiologisch abgrenzen. Zu denken ist an die Syringomyelie, die funikuläre Myelose, die zervikale Myelopathie, an spinale Durchblutungsstörungen und Rückenmarksverletzungen. Die wichtigsten differentialdiagnostischen Kriterien sind in Tabelle 6 zusammengefaßt.

In Einzelfällen führt die Strahlentherapie nicht zu einer Myelopathie im engeren Sinne, sondern die strahlenbedingte Vernarbung des das Myelon umgebenden Bindegewebes ruft spinale Ausfälle hervor. Es handelt sich hierbei um Raritäten, zu deren Abgrenzung die Myelographie erforderlich ist (Fröscher et al. 1975; Zülch u. Oeser 1974).

8 Therapie der Strahlenmyelopathie

Eine wirksame Behandlung der Strahlenmyelopathie ist nicht bekannt. Die Beurteilung einer jeden Therapiemethode wird zudem dadurch erschwert, daß es im Verlaufe der Strahlenmyelopathie zu partiellen (meist allerdings nur vorübergehenden) spontanen Remissionen kommen kann (Berendes u. Dörstelmann 1977; Pech et al. 1961). Von einigen Autoren werden Behandlungsversuche mit ACTH und Kortikosteroiden vorgeschlagen (Alajouanine et al. 1961; Coy u. Dolman 1971; Godwin-Austen et al. 1975; Phillips u. Buschke 1969; Tan u. Khor 1969). Kaeser (1980) berichtet über einen Patienten, bei dem unter einer Infusionsbehandlung mit Actihaemyl sich eine rasch progrediente Strahlenmyelopathie fast vollständig zurückgebildet hat. Bei diesem Patienten, bei dem keine Myelographie erfolgt war, wurde allerdings schon vom Autor selbst und später auch in einer Leserzuschrift (von Albert 1980) die Diagnose der Strahlenmyelopathie in Frage gestellt. In einer Arbeit jüngeren Datums berichten Rizzoli u. Pagnanelli (1984) über eine erstaunliche Befundbesserung von Strahlennekrosen des Gehirns unter einer Behandlung mit Antikoagulantien. Entsprechende Mitteilungen für die Strahlenmyelopathie selbst liegen nicht vor.

Da eine sicher effektive Therapie der Strahlenfolgen am Rückenmark nicht existiert, lag der Schwerpunkt der Bemühungen vornehmlich im radiologischen, aber auch im neurologischen Schrifttum bei der *Prophylaxe*: der Definition von Rückenmarkstoleranzgrenzen bei Strahlenbehandlung extraspinaler Tumoren. Eine große Zahl der Autoren übernahm hierbei das von Strandqvist für die Haut entwickelte Dosis-Zeit-Diagramm, um entspechende Strahlentoleranzdosen zu definieren. Wegen des unterschiedlichen biologischen Verhaltens von Haut- und Nervengewebe wurden allerdings gegen diese Methodik auch Bedenken angemeldet (Breit 1966; Franke 1963).

Die verschiedenen in der Weltliteratur genannten Toleranzdosen sind in Tabelle 7 zusammengestellt. Es zeigt sich, daß die Angaben teilweise sehr stark voneinander abweichen. Zwei Trends allerdings zeichnen sich ab:

1. daß die Toleranzdosen jüngerer Arbeiten meist niedriger als die der älteren Literatur liegen, und
2. daß generell für das thorakale Rückenmark eine niedrigere Strahlentoleranz als für das Zervikalmark angenommen wird.

Wiederholt wird im Schrifttum auf das Risiko von Mehrfachbestrahlungen hingewiesen, sowohl in zeitlicher als auch in örtlicher Hinsicht. Während bei mehreren Bestrahlungsfeldern die Gefahr einer Feldüberlappung zu vermeiden ist (Dynes u. Smedal 1960; Hopfan et al. 1977; Kim u. Fayos 1981), kommt es bei Nachbestrahlungen in einem bereits strahlenbelasteten Bereich offensichtlich zu einem Summationseffekt, der auch nach Jahren noch wirksam werden kann (Holdorff 1975; Verity 1968). Die Effektivität des gelegentlich empfohlenen Schutzes des Rückenmarkgewebes durch ein sog. Strahlenschild konnte an größeren Kollektiven nicht belegt werden (Hatlevoll et al. 1983). Wesentlich wirkungsvoller scheint es zu sein, die Bestrahlungstechnik so zu verändern, daß die Rückenmarksbelastung weit unter der für den jeweiligen Tumor erforderlichen Strahlendosis bleibt. Das Erreichen solch günstiger Isodosen erfordert eine genaue Bestrahlungsplanung mit Ausnutzung aller Möglichkeiten von Bewegungsbestrahlung und der Auswahl geeigneter Strahlenqualitäten, die gegebenenfalls kombiniert werden können (Beduhn u. Kuttig 1967; Fournier et al. 1973; Gyenes 1972; Heuss u. Hoeffken 1972; Kuttig et al. 1971). Als Maß für die erfolgte Strahlenbelastung eines Tumors bzw. umgebenden Gewebes hat sich die von Ellis inaugurierte Nominale Standard-Dosis bewährt.

Abb. 2a, b, Dosisverteilung bei Strahlentherapie eines Bronchialkarzinoms. **a** Stehfeldmethodik (Rückenmarksbelastung 115% der Herddosis). **b** Pendelmethodik (Rückenmarksbelastung 25% der Herddosis)

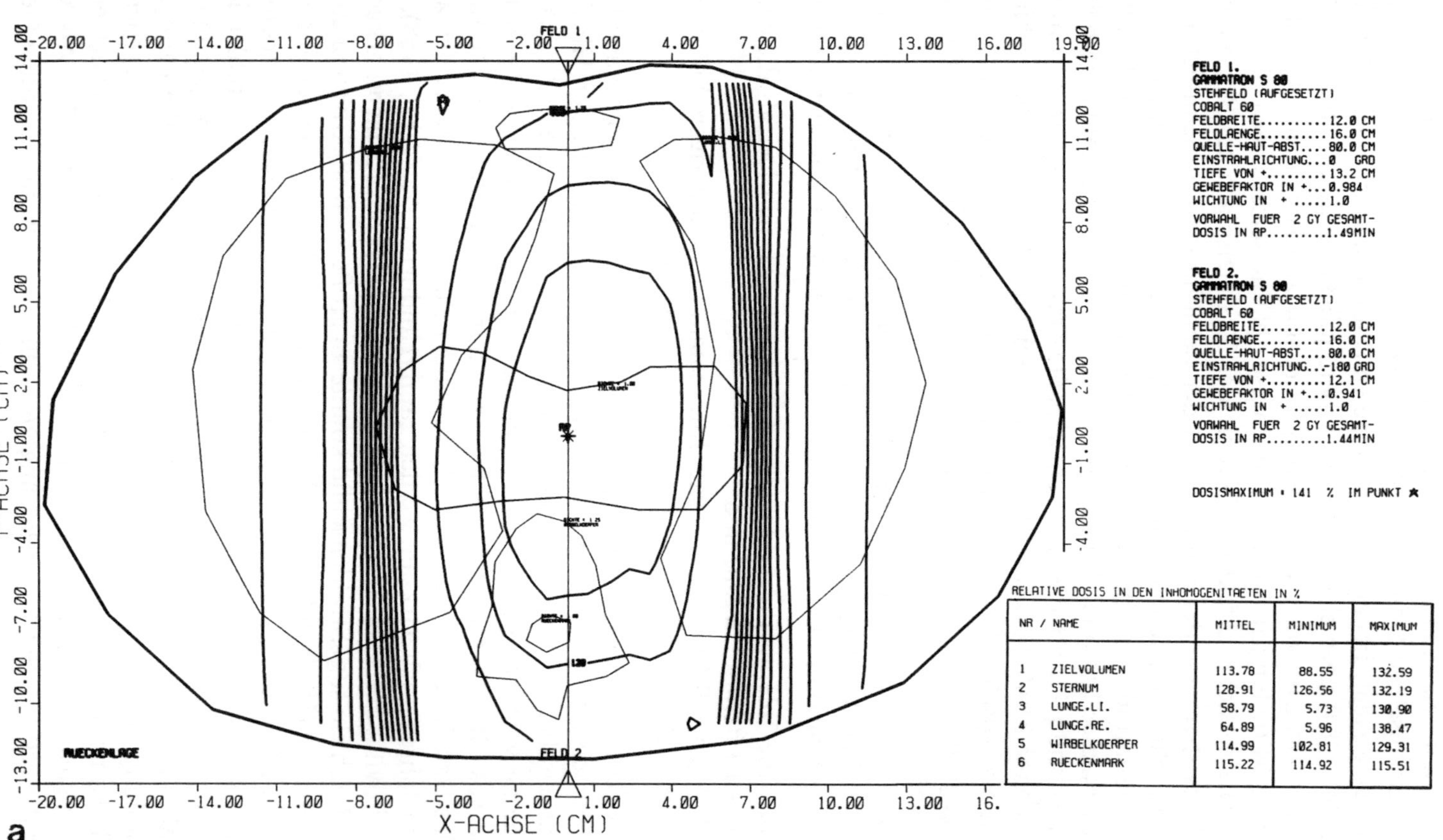

RELATIVE DOSIS IN DEN INHOMOGENITAETEN IN %

NR / NAME		MITTEL	MINIMUM	MAXIMUM
1	ZIELVOLUMEN	113.78	88.55	132.59
2	STERNUM	128.91	126.56	132.19
3	LUNGE.LI.	58.79	5.73	130.90
4	LUNGE.RE.	64.89	5.96	138.47
5	WIRBELKOERPER	114.99	102.81	129.31
6	RUECKENMARK	115.22	114.92	115.51

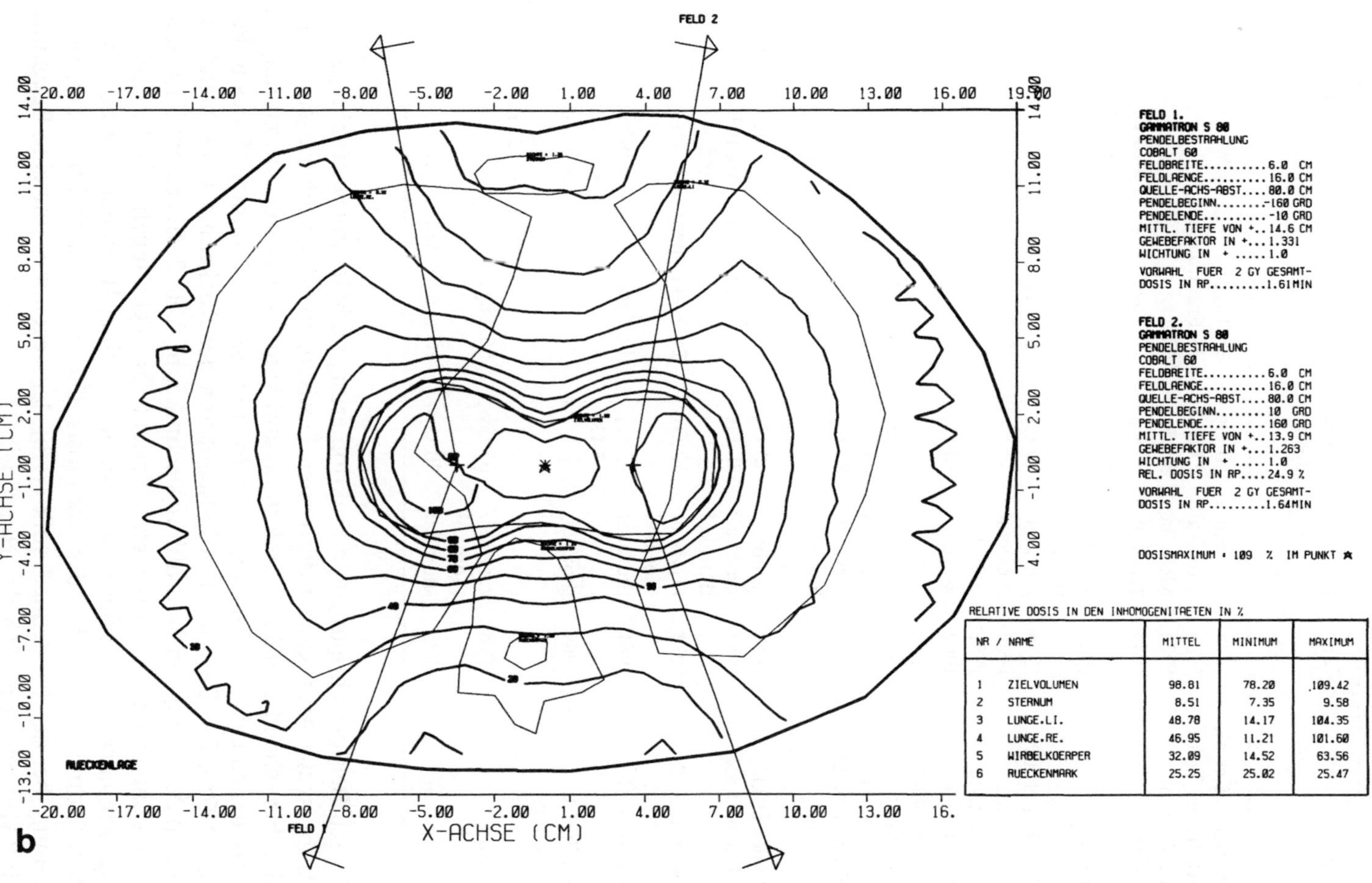

RELATIVE DOSIS IN DEN INHOMOGENITAETEN IN %

NR / NAME		MITTEL	MINIMUM	MAXIMUM
1	ZIELVOLUMEN	98.81	78.20	.109.42
2	STERNUM	8.51	7.35	9.58
3	LUNGE.LI.	48.78	14.17	104.35
4	LUNGE.RE.	46.95	11.21	101.60
5	WIRBELKOERPER	32.09	14.52	63.56
6	RUECKENMARK	25.25	25.02	25.47

Tabelle 7. Toleranzgrenzen (nach Angaben der Weltliteratur)

Autor	Jahr	Höhenlokalisation	Höchstdosis	Zeitraum	Feldlänge	NSD (ret)
Abbatucci et al.	1978	zervikal	50 Gy	35 Tage	5 Wirbel	
Atkins u. Tretter	1966	thorakal	47,5 Gy	25 Fraktionen		
Berge et al.	1974	Medulla	30 Gy	40 Tage		
Boden	1948	zervikal	35 Gy	17 Tage	>10 cm	
			45 Gy		<10 cm	
Breit	1966	zervikal/ thorakal	20 Gy			
Combes et al.	1975	zervikal	50 Gy	25 Fraktionen		
Coy et al.	1969	thorakal	37,5 Gy	28 Tage		
Dische et al.	1981	thorakal	32 Gy	18 Tage		
Fletcher u. Maccomb	1962	zervikal	50 Gy	35 Tage		
Friedman	1954	lumbal	47 Gy	50 Tage		
Glanzmann et al.	1976	thorakal	44 Gy	32 Tage		1400
Kramer u. Lee	1974	zervikal/ lumbal	50 Gy	35 Tage	10 cm²	
		thorakal	45 Gy			
Maier et al.	1969	lumbal	40 Gy			1300
Mauch et al.	1983	zervikal/ thorakal	38 Gy	19 Fraktionen	Mantelfeld	
Nagase et al.	1973	zervikal/ thorakal	50 Gy	21 Fraktionen		
Pallis et al.	1961	thorakal	33 Gy	42 Tage	>10 cm	
			43 Gy		<10 cm	
Phillips u. Buschke	1969	thorakal			>10 cm	1300
					<10 cm	1500
Verity	1968	zervikal/ thorakal	65 Gy	56 Tage		
Wara et al.	1975	thorakal	30 Gy	10 Fraktionen		

Durch Berücksichtigung von Fraktionierung und Gesamtbestrahlungszeitraum ist ihr Aussagewert der reinen Dosisangabe in Gy überlegen, lediglich bei sehr kleiner Fraktionierungszahl kann es bei ihrer Anwendung zu Problemen bei der Ermittlung von Toleranzgrenzen kommen (Bates u. Peters 1975). Ein Beispiel für die Reduktion der Rückenmarksstrahlendosis durch Änderung der Bestrahlungstechnik gibt Abb. 2. Bei einem Patienten aus dem eigenen Krankengut (Patient 29, vgl. Tabelle 8) betrug die Rückenmarksstrahlendosis bei Bestrahlung eines Bronchialkarzinoms mit Stehfeldmethodik 115% der Herddosis. Die computerermittelte Dosisverteilung bei der Pendelmethodik ergibt demgegenüber nur eine Belastung des Myelons von 25% der Herddosis.

II Eigene Untersuchungen

1 Krankengut und Methodik

Die vorliegende Arbeit basiert auf den Krankengeschichten von 50 Patienten, die unter der Verdachtsdiagnose einer Strahlenmyelopathie in den Jahren 1971–1984 in der Neurologischen Universitätsklinik Heidelberg stationär ($n = 49$) oder ambulant ($n = 1$) behandelt wurden. Die Verdachtsdiagnose Strahlenmyelopathie wurde in diesen Fällen aufgrund von Anamnese, klinisch-neurologischem Befund und Verlauf gestellt. Für die Aufnahme in die Studie wurde gefordert, daß andere Ursachen der neurologischen Symptomatik durch Lumbalpunktion, Myelographie, Computertomographie der Wirbelsäule und/oder Nuklearmagnetresonanzuntersuchung ausgeschlossen wurden oder aber der Pathologe post mortem die Diagnose bestätigte. Der Verlauf der Erkrankung wurde vom Autor durch regelmäßige ambulante Kontrolluntersuchungen (in der Regel in Halb- bis Einjahresabständen) entweder bis zum Tode des Patienten oder über einen Mindestzeitraum von 12 Monaten verfolgt. Es wurde versucht, von allen Patienten die Bestrahlungsbedingungen zu ermitteln. Aus den in den Strahlenprotokollen gemachten Angaben zu Feldgröße, Bestrahlungszeitraum, Fraktionierung und Herddosis wurde die Rückenmarksdosis berechnet. Sofern Isodosenverteilungen vorlagen, basieren die Zahlenangaben auf diesen, in den anderen Fällen wurden die Bestrahlungsbedingungen rekonstruiert und aufgrund der vorliegenden Angaben zur Herddosis und den Dosisverteilungen bei vergleichbaren Bestrahlungsbedingungen die Rückenmarksdosis ermittelt. Die Errechnung der Rückenmarksdosen erfolgte in Gy, mittels der Formel von Ellis (1968, 1969) wurde eine Umrechnung in ret vorgenommen.

Von den eingangs genannten 50 Patienten lagen bei 47 Patienten entweder Sektionsergebnisse oder Befunde entsprechender neuroradiologischer Untersuchungen vor, bei einem Kranken war ein Tumorrezidiv bzw. eine Metastase aufgrund eines Nachbeobachtungszeitraums von über 8 Jahren auszuschließen. In 5 Fällen waren keine vollständigen Angaben über die Bestrahlungsbedingungen zu erhalten, so daß eine Gesamtzahl von 43 Patienten resultiert, die in die endgültige Auswertung eingingen. Die statistische Überprüfung möglicher Unterschiede zwischen den verschiedenen Strahlenmyelopathieformen erfolgte mittels t-Test von Student, Stichpro-

Tabelle 8. Klinik und Bestrahlungsdaten bei 43 Patienten mit Strahlenfolgen des Rückenmarks

Patient Nr.	Alter (Jahre)	Geschlecht	Tumordiagn.	Höhenlokal.	Klinik	Feldlänge 1 (cm)	Feldlänge 2 (cm)	Rückenmarksdosis		Einzeldosis (Gy)	Latenz 1 (Mo)	Latenz 2 (Mo)	Überlebenszeit (Mo)	Verlauf/ Todesursache	
								Gy	ret						
1	59	w.	Glomus	M.o.	Alternans	8		75	2230	2,5	5	11	7	Pneumonie	Medulla oblongata
2	37	m.	Hodgkin	D 4	itv→tv + VH	16	26	54	1390	1,4	17,5	18	35	Postoperatives Nierenversagen	Zerviko-dorsal
3	15	w.	Hodgkin	D 4	Sa→tv + VH	20	30	35	1014	1,5	9	19	10	Pneumonie	
4	59	w.	Mammaca.	D 4	BS	10	22	46	1562	2,0	46	52	8	Mammaca.	Thorakal
5	21	m.	Hodgkin	D 6	BS	15		42	1246	1,6	8	9	>96	Besserung, stat.	
6	77	m.	Ösophagusca.	D 4	BS→?	14		58	1527	1,5	11		1	Ösophagusca.	
7	58	m.	Bronchialca.	D11	BS→?	16		65	1970	2,0	5		12	Bronchialca.	
8	46	w.	Mammaca.	L 1	BS→?	40		65	1852	1,7	5		7	Mammaca.	
9	59	w.	Mammaca.	D10	BS→itv	35		55	1647	1,6	22	58	>36	stat. ?	
10	31	w.	Hodgkin	D 3	BS	14	24	66	1246	2,5	6	13	56	M. Hodgkin	
11	39	m.	Hodgkin	D 8	BS→Sa→BS	14	26	60	1657	1,3	8	24	>144	Besserung, stat.	
12	38	w.	Hodgkin	D12	BS→itv→?	14	42	62	1700	1,7	36		18	Meningitis	
13	47	w.	Mammaca.	D 7	BS→tv	14	20	72	1946	3,0	8	11	>111	stat.	
14	32	w.	Hodgkin	D 8	BS→Sa→itv	17	30	36	1143	2,0	10	13	>24	stat.	
15	59	w.	Mammaca.	L 1	BS→Sa→tv	18	31	49,5	1398	1,7	8	12	>24	stat.	
16	48	w.	Mammaca.	D 6	BS→Sa→tv	18	36	51,6	1710	2,0	8	21	16	Infekt	
17	46	w.	Synovaliom	D 4	Sa→tv	20		37,9	1330	1,6	11	15	12	Atemversagen (Strahlenfibrose)	
18	71	m.	Ösophagusca.	D 4	Sa→tv	18		33	984	2,0	18	22,5	7,5	Pneumonie	
19	36	m.	Hodgkin	D 4	Sa→tv	16	26	50,5	1639	2,5	8	10	2,5	Pneumonie	
20	37	w.	Hodgkin	D 6	Sa→tv	14	41	46,2	1350	2,0	5	9	>96	stat.	
21	45	m.	Hodgkin	D 4	Sa→tv	14	20	36,8	1024	1,8	7	15	>120	stat.	
22	29	w.	Hodgkin	D 4	Sa→itv	16	40	50,4	1420	1,7	7	28	>142	stat.	
23	42	w.	Mammaca.	D 4	itv	35		54	1688	2,0	10	10	5	Pneumonie	

24	59	m.	Hodgkin	D 5	itv	16	24	46	1223	1,4	14	17	3	Lungenembolie	Thorakal
25	63	w.	Mammaca.	D10	itv→tv	36		68	1789	1,5	68	70	5	Infektion	
26	39	w.	Hodgkin	D12	itv→tv	16		51,5	1511	3,0	12	23	>37	stat.	
27	37	w.	Mammaca.	D 9	itv→tv	16	26	63	1770	1,9	6	8	11	Mammaca.	
28	66	w.	Mammaca.	D12	itv→tv	18	28	65	1757	1,8	8	14	25	Hypoglykämie	
29	30	m.	Hodgkin	D 5	itv→tv	14	26	66,7	1760	1,4	8	13	>120	stat.	
30	50	w.	Mammaca.	D 4	itv→tv	18	28	68	1937	3,0	6	7	14	Mammaca.	
31	65	w.	Mammaca.	D 7	tv	18	28	42	1342	2,0	22	23,5	12	Harnwegsinfekt	
x̄	46					18,7	27,3	53,2	1517,7	1,9	13,9	20,7	40,3		
S_x	15					7,5	8,1	11,4	286	0,5	13,8	16,3	46,3		
M	45,5					16,0	26,0	54,0	1544,5	1,85	8,0	18,5	17,0		
32	36	m.	Seminom	Cd.		20		38	1258	2,4	48	139	>113	stat.	Lumbo-sakral
33	30	m.	Seminom	Cd.		18		70	2273	3,0	11	81	>92	stat. ?	
34	22	m.	Seminom	Cd.		20		40	1183	1,7	35	63	31	Autounfall	
35	53	m.	Seminom	Cd.		18		38	1074	2,5	108	120	>108	stat.?	
36	18	m.	Teratom	Cd.		18	28	50,4	1429	1,4	62	117	>61	stat.?	
37	26	m.	Germinom	Cd.		27	45	32,4	1024	2,0	12		>12	progr.	
38	69	w.	Corpusca.	Cd.		16	28	60	1433	1,5	5	15	>52	stat.	
39	56	w.	Corpusca.	Cd.		16		52	1477	1,9	48	62	>26	stat. ?	
40	27	w.	Ovarialca.	Cd.		18		38	1048	1,9	61		>37	progr.	
41	61	w.	Ovarialca.	Cd.		18	34	49,2	1495	2,0	5	9	>17	stat.?	
42	44	m.	Seminom	Cd./Co.		20		40	1176	1,4	31	48	>96	stat.	
43	22	m.	Seminom	Cd./Co.		18		46	1299	2,0	7	48	>120	stat.	
x̄	38,7					18,9	23,6	46,2	1347	1,98	36,1	64,7	59,4		
S_x	17,4					2,9	8,7	10,8	336	0,5	31,2	42,8	39,8		
M	33					18,0	20,0	43,0	1278	1,95	33	62,5	56,5		

M.o. = Medulla oblongata; *BS* = Brown-Séquard-Syndrom; *Sa* = Spinalis-anterior-Syndrom; *itv* = inkomplettes Transversalsyndrom; *tv* = Transversalsyndrom; *VH* = Vorderhornläsion; *Cd* = Cauda-Syndrom; *Co* = Conus-Syndrom; *stat* = stationärer neurologischer Befund; *progr* = progrediente Symptomatik; *?* = fraglicher Befund

Höhenlokal. = Segmenthöhe der neurologischen Ausfälle; *Feldlänge 1* = Länge des für die Myelopathie verantwortlichen Bestrahlungsfeldes; *Feldlänge 2* = Länge der insgesamt im Einstrahlungsbereich gelegenen Rückenmarksabschnitte; *Latenz 1* = Zeitraum zwischen Ende der Strahlentherapie und Beginn der neurologischen Symptomatik (Monate); *Latenz 2* = Zeitraum zwischen Ende der Strahlentherapie und Vollbild der neurologischen Ausfälle (Monate) benvergleiche innerhalb des Patientenkollektivs wurden mit dem U-Test von Wilcoxon, Mann und Whitney durchgeführt. Die Überprüfung möglicher linearer Zusammenhänge zwischen Bestrahlungsbedingungen, Lebensalter und Latenz des Krankheitsbildes erfolgte mittels der Regressionsanalyse. Bei den drei genannten statistischen Verfahren wurde für eine signifikante Aussage eine Irrtumswahrscheinlichkeit von unter 5% ($p < 0,05$), für eine wahrscheinliche Aussage eine Irrtumswahrscheinlichkeit von unter 10% ($p < 0,1$) gefordert (Sachs 1978).

2 Ergebnisse

In Tabelle 8 sind die wesentlichen Zahlenangaben zu den eigenen Patienten mit einer Strahlenmyelopathie zur Dokumentation zusammengestellt. Die Reihenfolge entspricht der Höhenlokalisation der neurologischen Ausfälle, beginnend mit den Strahlenfolgen der Medulla oblongata bis zu den lumbosakralen Läsionen. Die jeweiligen Altersangaben entsprechen dem Alter zum Zeitpunkt der Strahlentherapie.

Im folgenden werden die Strahlenfolgen in den verschiedenen Höhenlokalisationen separat besprochen.

2.1 Strahlenfolgen der Medulla oblongata

Strahlenfolgen des verlängerten Markes als der höchsten höhenlokalisatorisch abgrenzbaren Läsion sahen wir bei einer Patientin. In diesem Fall war wegen eines rezidivierenden Glomustumors eine zweimalige Strahlenbehandlung erforderlich, wobei die Medulla oblongata die sehr hohe Gesamtstrahlenbelastung von 75 Gy bzw. 2230 ret erfährt. Als Gefäßrisikofaktor leidet die Patientin an einer Hypertonie. Die Latenzzeit zwischen Abschluß der Strahlenbehandlung und Auftreten der ersten neurologischen Symptome ist mit 5 Monaten (gerechnet von der ersten Bestrahlungsserie) sehr kurz; es ist zu fragen, ob hier die zweite Bestrahlungsserie zu einer Verkürzung der Latenzzeit geführt hat. Das klinische Bild entspricht in der Reihenfolge des Auftretens der Symptome und von seiten des neurologischen Syndroms weitgehend einem Wallenberg-Syndrom. Es handelt sich hierbei um eine Infarzierung der dorsolateralen Medulla oblongata bei Verschluß der A. cerebelli posterior inferior (im von Wallenberg beschriebenen Falle) bzw. auch bei − wie später gezeigt werden konnte − Verschlüssen der vorderen unteren Kleinhirnarterie bzw. der A. vertebralis. Über das Wallenberg-Syndrom hinaus geht eine im Verlauf auftretende kontralaterale spastische Hemiparese (Abb. 3). Die klinische Ver-

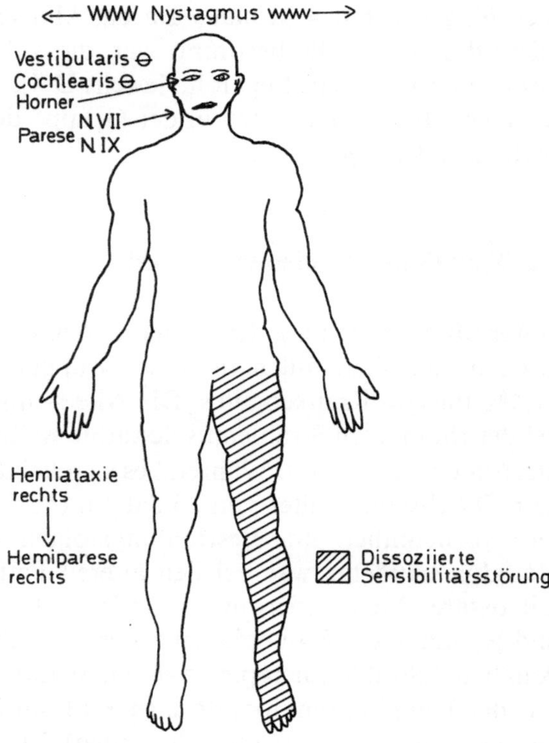

Abb. 3. Klinisches Bild bei Strahlenfolgen der Medulla oblongata: Patient 1

dachtsdiagnose von Strahlenfolgen im Bereich der Medulla oblongata wird neuropathologisch bei der ersten Patientin bestätigt: es findet sich eine Koagulationsnekrose bei dysorischen Gefäßwandveränderungen und plasmatischen Wandverquellungen. Auch histologisch entspricht der Nekrosebezirk der Lokalisation nach Verschluß der Wallenberg-Arterie; über diesen Bereich hinausgehend finden sich in den benachbarten Abschnitten kleinfleckige spongiöse Partialnekrosen.

2.2 Zervikodorsale Strahlenmyelopathie

Bei zwei unserer Kranken entwickelten sich im Verlauf der Strahlenmyelopathie segmentale Ausfälle in den Dermatomen C 7 bis D 1. Beide Patienten zeigten als Hinweis auf eine Vorderhornläsion schlaffe Paresen mit Abschwächung der entsprechenden Muskeleigenreflexe auf der betroffenen Seite. Diese Symptome einer strahlenbedingten Schädigung der zervikalen Intumeszenz traten in einem Fall nach deutlich längerer Latenz (67 1/2 Monate) als die Symptome im Thorakalbereich (17 1/2 Monate post radiationem) auf. Bei der anderen mit 15 Jahren sehr jungen Patientin betrug der Zeitraum zwischen spastisch dissoziierten und schlaffen Symptomen hingegen nur 4 Monate. Da das klinische Bild in beiden Fällen vor allem durch Ausfälle bestimmt war, die auf das obere Thorakalmark zu beziehen waren (sensible Höhe jeweils D 4), werden im folgenden die Daten dieser beiden Patienten in der Gruppe der thorakalen Strahlenmyelopathien mit ausgewertet.

2.3 Thorakale Strahlenmyelopathie

Unter Miteinbeziehung der beiden Patienten mit zervikodorsalen neurologischen Ausfällen fallen in diese Gruppe 30 Patienten, dies entspricht 71,4% unseres Krankengutes. Die Alters- und Geschlechtsverteilung wird bei der thorakalen Strahlenmyelopathie weitgehend durch die Art des Primärtumores bestimmt: Während es sich bei den jüngeren Patienten mit einem Durchschnittsalter von 35 Jahren (Varianz zwischen 15 und 59 Jahren) vornehmlich um Bestrahlungsfolgen nach Behandlung eines M. Hodgkin handelte, war bei den älteren Patienten das Mammakarzinom mit ossärer Metastasierung in die Wirbelsäule, das Ösophaguskarzinom und je einmal ein Bronchialkarzinom bzw. Synovaliom im Thoraxbereich Anlaß zur Strahlentherapie gewesen. Während bei der häufigsten Tumorart, der Lymphogranulomatose ($n = 14$; 46,7%), das Geschlechtsverhältnis ausgewogen ist (7 Männer, 7 Frauen), ist das Geschlechtsverhältnis insgesamt 2:1 mit Mehrheit des weiblichen Geschlechts. Dies liegt an der Häufigkeit der Bestrahlungsfolgen nach Behandlung des geschlechtsspezifischen Mammakarzinoms mit ossären Metastasen, welches bei 12 Patientinnen (40%) vorlag. Das Durchschnittsalter insgesamt betrug 46 Jahre, die jüngste Patientin mit einem M. Hodgkin war 15 Jahre alt, der älteste Patient mit einem Ösophaguskarzinom 71 Jahre alt.

2.3.1 *Klinik der thorakalen Strahlenmyelopathie*

Leitsymptome der thorakalen Strahlenmyelopathie waren Zeichen der Pyramidenbahnschädigung, welche bei allen Patienten nachweisbar waren, und die dissoziierte Sensibilitätsstörung als Ausdruck einer Läsion des Tractus spinothalamicus, welche bei 87% der Patienten vorlag. Aus diesem Grund erscheint es uns berechtigt, hier von einer *spastisch-dissoziierten Form* der Strahlenmyelopathie zu sprechen. Fast 3/4 aller Patienten (73,3%) entwickelten eine Blasen- und/oder Mastdarmlähmung, bei 66,7% resultierte eine Sensibilitätsstörung für alle Qualitäten. Abgesehen von diesen Fällen mit einer im Verlauf kompletten Sensibilitätsstörung trat eine Tiefensensibilitätsstörung gelegentlich in Kombination mit einer dissoziierten Empfindungsstörung auf, als vorherrschendes Symptom sahen

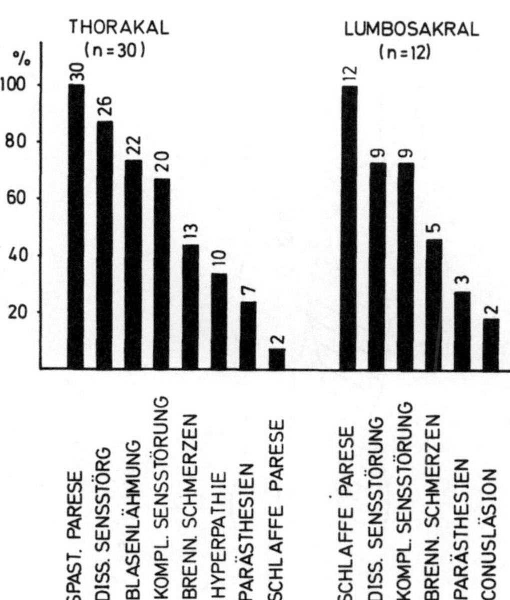

Abb. 4. Leitsymptome der Strahlenfolgen des Rückenmarks

wir eine Störung von Vibrationsempfindung bzw. Lagesinn nie. Weitere Symptome waren in abnehmender Häufigkeit brennende Schmerzen, Hyperpathien, Parästhesien und bei den beiden Patienten mit zervikodorsaler Läsion schlaffe Paresen an den Armen als Hinweis auf eine Läsion der zervikalen Intumeszenz. Einen Überblick über die Häufigkeit der einzelnen Symptome gibt Abb. 4.

Bei allen Kranken lag ein Querschnittssyndrom unterschiedlichen Schweregrades vor. In der Regel waren die einzelnen Symptome so kombiniert, daß die Klinik typischer Rückenmarkssyndrome imitiert wurde. Aufgrund der klinischen Symptomatologie lassen sich drei klassische Syndrome zwanglos voneinander abgrenzen: Bei 8 Patienten (26,7%) lag ein Brown-Séquard-Syndrom (Abb. 5), bei 3 Patienten (10%) ein Spinalis-anterior-Syndrom (Abb. 6) und bei 19 Patienten (63,3%) ein Transversalsyndrom (Abb. 7), welches in 16 Fällen komplett war, vor. Nicht selten entwickelte sich die Querschnittssymptomatik in der Form, daß aus einem initial bestehenden Brown-Séquard- oder Spinalis-anterior-Syndrom ein komplettes Querschnittssyndrom entstand. Bei 3 Patienten lag zunächst ein Brown-Séquard-Syndrom vor, es entwickelte sich dann ein Spinalis-anterior-Syndrom und schließlich resultierte eine komplette Querschnittslähmung. Hier wurden praktisch drei Schweregrade des klinisch-neurologischen Syndroms durchlaufen. In fast der Hälfte aller Patienten ($n = 13$) war initial ein Brown-Séquard-Syndrom nachweisbar, welches sich lediglich bei 5 Patienten zu einem mehr oder weniger kompletten Transversalsyndrom weiterentwickelte. Allerdings muß hierbei berücksichtigt werden,

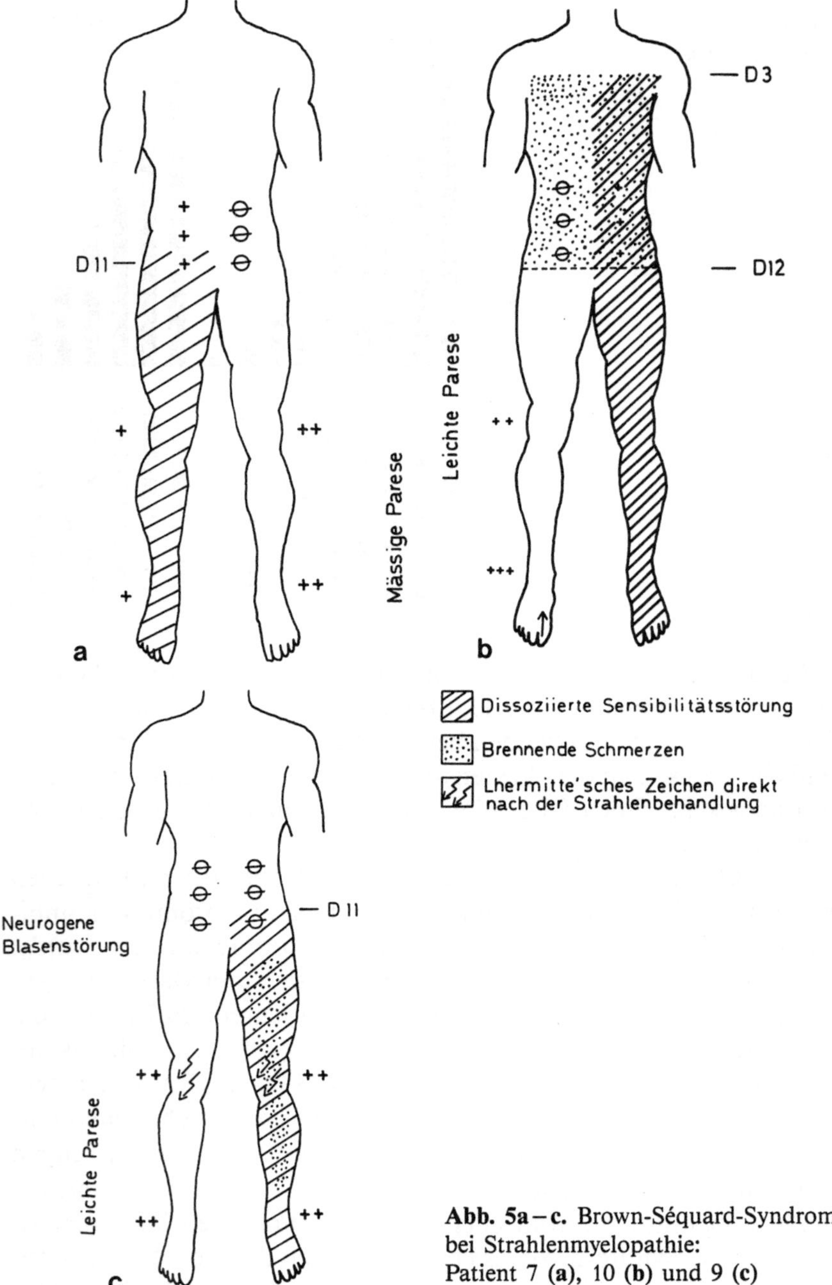

Abb. 5a–c. Brown-Séquard-Syndrom
bei Strahlenmyelopathie:
Patient 7 (**a**), 10 (**b**) und 9 (**c**)

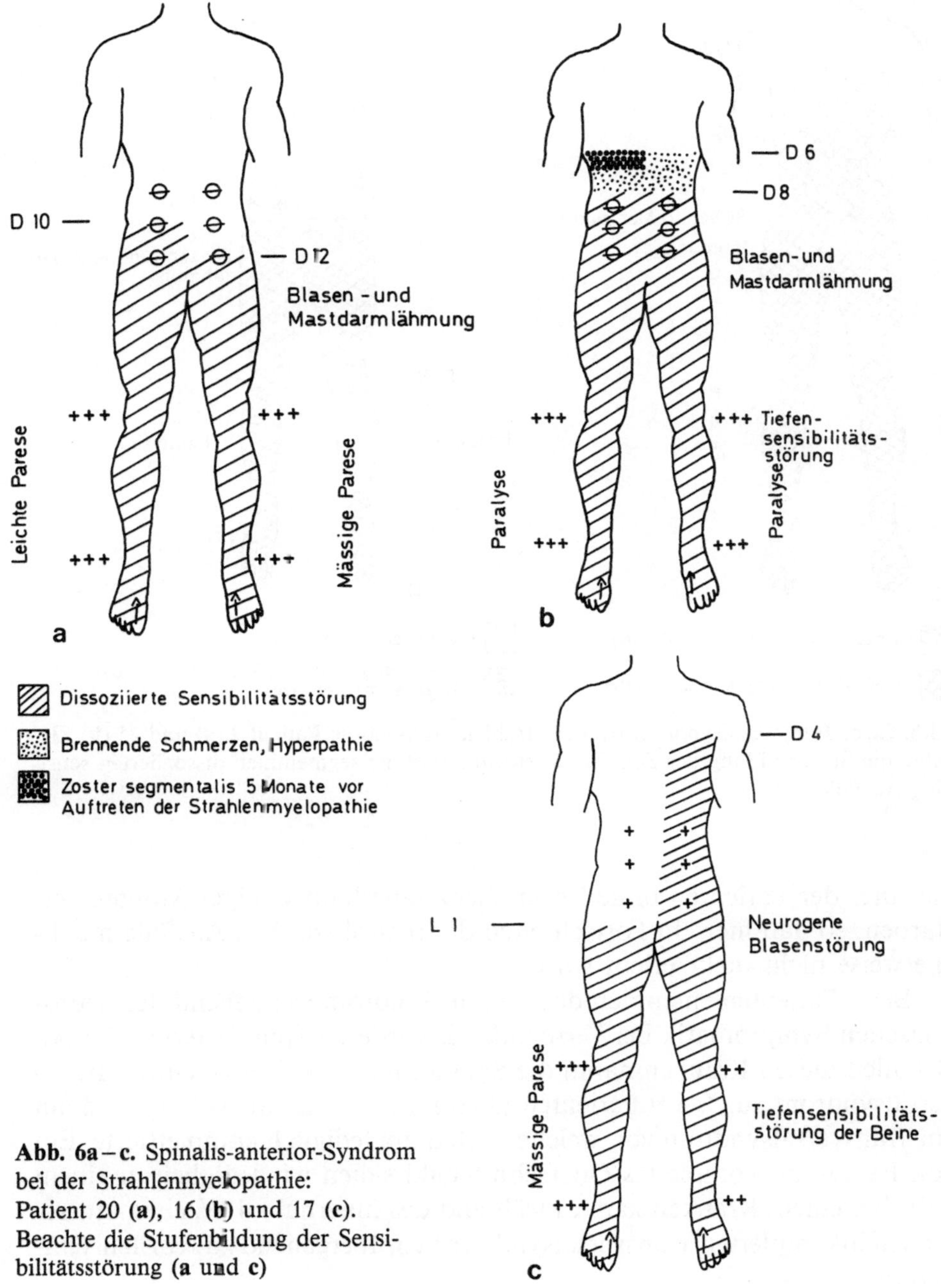

Abb. 6a – c. Spinalis-anterior-Syndrom
bei der Strahlenmyelopathie:
Patient 20 **(a)**, 16 **(b)** und 17 **(c)**.
Beachte die Stufenbildung der Sensibilitätsstörung **(a und c)**

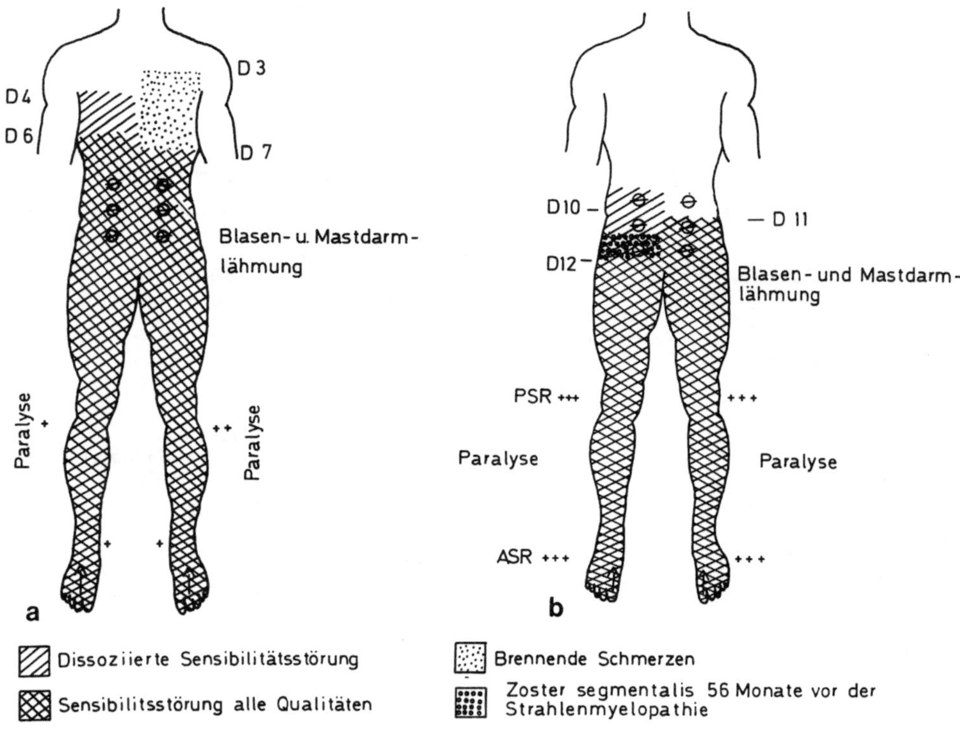

Abb. 7a, b. Transversalsyndrom bei der Strahlenmyelopathie: Patient 2 (a) und 25 (b). Beachte die Stufenbildung der Sensibilitätsstörung und die segmentalen dissoziierten sensiblen Ausfälle

daß drei der Patienten ohne Progredienz innerhalb weniger Monate verstarben, so daß hier ein Fortschreiten der neurologischen Ausfälle möglicherweise nicht mehr erlebt wurde.

Bei 7 Patienten entsprach das initiale Syndrom weitgehend der neurologischen Symptomatik bei Verschluß der vorderen Spinalarterie (23,3%). Bei allen diesen Kranken nahm die Symptomatik bis hin zu einem Transversalsyndrom zu. Bei 9 Patienten (30%) lag bereits im Anfangsstadium ein Transversalsyndrom vor, welches sich dann lediglich komplettierte. Ein von Beginn an komplettes Querschnittsbild sahen wir lediglich in einem Fall. Bei einem Kranken kam es während des innerhalb 4 Wochen auftretenden inkompletten Transversalsyndroms vorübergehend zu febrilen Temperaturen.

Klammert man die 3 Patienten mit nur sehr kurzer Überlebenszeit bei Brown-Séquard-Syndrom aus, war lediglich bei 2 Kranken keine Progredienz der neurologischen Symptomatik im Verlauf vorhanden. Bei den verbleibenden 25 Patienten (83,3%) verschlechterte sich das neurologische Krankheitsbild in einem Zeitraum von 1 bis maximal 36 Monaten. Bei 20

Patienten war der neurologische Endbefund innerhalb 1 Jahres nach Auftreten der Strahlenmyelopathie erreicht. In der Regel resultierte ein Querschnittsbild mit spastischen Paresen, lediglich bei einem Kranken ging die Paraspastik in eine schlaffe Paralyse der Beine mit fehlenden Muskeleigenreflexen über. Bei allen Patienten mit einer progredienten Symptomatik war der Verlauf nicht schleichend, sondern vielmehr stotternd, sakkadierend. Im Abstand von wenigen Wochen oder Monaten kam es im Verlauf oft innerhalb weniger Stunden zu einer deutlichen Zunahme der Ausfallserscheinungen.

In Abb. 8 sind die Initialsymptome der 30 Patienten mit thorakaler Strahlenmyelopathie zusammengestellt. Häufigstes Frühsymptom waren in 43,3% Schmerzen, welche meist als brennend oder ziehend charakterisiert wurden und in typischer Weise in Segmenthöhe lagen. Bei einem Viertel der Kranken bestanden initial Parästhesien, hier besonders häufig Kälteparästhesien. Bei der Hälfte dieser Patienten fand sich gleichzeitig eine Überempfindlichkeit vor allem gegenüber Temperaturreizen. Faßt man Parästhesien und Schmerzen in der Initialsymptomatik zusammen, so waren Reizerscheinungen bei 67% erster Hinweis auf die Strahlenmyelopathie vom spastisch dissoziierten Typ. Im Verlauf bildeten sich die anfangs geklagten Mißempfindungen in der Regel zurück, meist innerhalb der ersten Wochen, häufig mit Erreichen des Vollbildes der neurologischen Ausfälle. Lediglich bei einer Patientin hielten die Schmerzen hartnäckig über das Auftreten des Transversalsyndroms hinaus an; sie bestehen in diesem Fall bislang über einen Beobachtungszeitraum von 2 Jahren nach Auftreten der Strahlenmyelopathie.

Neurologische Ausfälle wurden von gut einem Viertel der Patienten als Erstsymptom geschildert. Hierbei handelte es sich bei jeweils 4 Patienten um eine dissoziierte Sensibilitätsstörung bzw. um eine spastische Parese. Lediglich eine Kranke bemerkte als erstes Symptom eine Blasenfunktionsstörung.

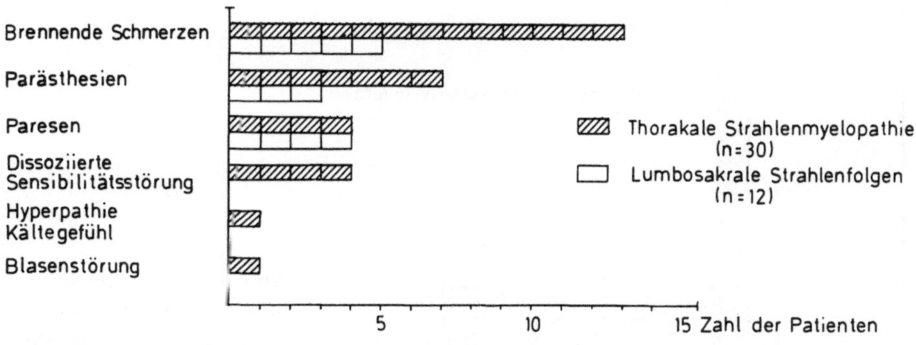

Abb. 8. Initialsymptome der Strahlenfolgen des Rückenmarks

Bei 2 Patienten war ein Lhermitte-Zeichen, wie es als typisches Symptom der sog. transitorischen Strahlenmyelopathie gilt, der progredienten Strahlenmyelopathie vorausgegangen. Die Lhermitte-Symptomatik trat hierbei 20 bzw. 7 Monate vor der Querschnittssymptomatik auf.

Bei 3 unserer Patienten entwickelte sich im Zeitraum zwischen Strahlenbehandlung und Strahlenmyelopathie ein Zoster segmentalis. In allen 3 Fällen stimmten Lokalisation der Gürtelrose und (spätere) Segmenthöhe der Myelopathie überein. Die Latenz zwischen Herpes zoster und Strahlenmyelopathie betrug 5 (Patient 16), 7 (Patient 23) und 56 Monate (Patientin 25).

Bei Betrachtung der Segmenthöhe der klinischen Ausfälle bei der thorakalen Strahlenmyelopathie fällt eine deutliche Bevorzugung des Segments D 4 (Abb. 9) auf. 36,7% aller Patienten gaben die sensible Grenze in Höhe dieses Segments an, hierunter auch diejenigen beiden Kranken, die im Verlauf schlaffe Symptome als Ausdruck einer Mitschädigung der zervikalen Intumeszenz aufwiesen. In über der Hälfte aller thorakalen Strahlenmyelopathien (56,7%) war der obere Abschnitt des Thorakalmarks betroffen. Die Bevorzugung dieser Höhenlokalisation kann dabei nicht mit den angewandten Bestrahlungsfeldern zusammenhängen, da zumeist das gesamte Thorakalmark im Einstrahlungsbereich lag (durchschnittliche Feldlänge 16 cm).

Typisch war bei der Mehrzahl der Patienten die asymmetrische Ausprägung des klinischen Bildes, wobei oft eine Stufenbildung der Sensibilitätsstörung bestand. Eine derartige sensible Stufe fand sich bei 11 (36,7%) unserer Patienten, in Einzelfällen erstreckte sie sich über bis zu 8 Segmenten. Bei 25 Patienten ließ sich die neurologische Symptomatik eindeutig einer

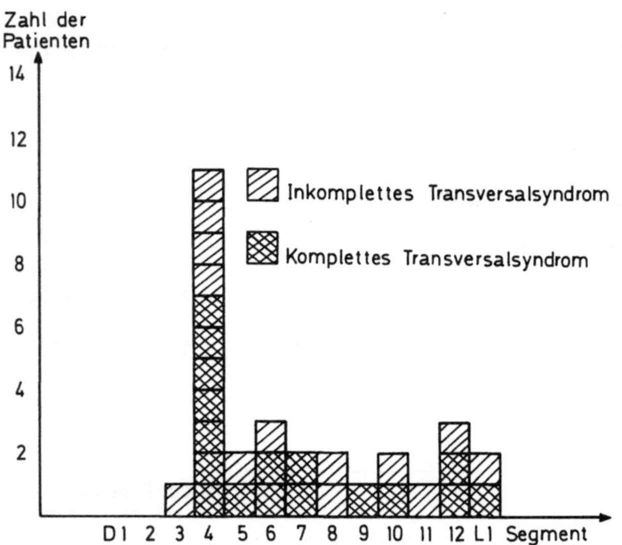

Abb. 9. Segmentale Verteilung bei der Strahlenmyelopathie vom spastisch-dissoziierten Typ ($n = 30$)

Rückenmarkshälfte zuordnen, wobei die rechte Seite mit 15 Fällen häufiger als die linke ($n = 10$) betroffen war.

Die folgende Kasuistik mag exemplarisch den klinischen Verlauf einer thorakalen Strahlenmyelopathie aufzeigen; bei dieser Patientin (Patientin 16 aus Tabelle 8, vgl. Abb. 6 b) entwickelte sich ein Transversalsyndrom aus einem Brown-Séquard-Syndrom über ein Spinalis-anterior-Syndrom.

Kasuistik

Bei einer Hausfrau, die − abgesehen von gelegentlichen orthostatischen Kreislaufregulationsstörungen bei Hypotonie − bis zu diesem Zeitpunkt gesund war, erfolgt im Alter von 47 Jahren die Ablatio mammae rechts mit Ausräumung der axillären Lymphknoten wegen eines Adenokarzinoms. Es wird eine regionale Nachbestrahlung mit Telekobalt mit einer Herddosis von 60 Gy angeschlossen.

Neun Monate später muß wegen eines Tumorrezidivs auch auf der linken Seite die Ablatio mammae erfolgen. Röntgenuntersuchungen und Knochenszintigraphie, die postoperativ erfolgen, ergeben den Verdacht auf eine multiple Metastasierung in die Brust- und Lendenwirbelsäule.

Es erfolgt eine ^{60}Co-Strahlenbehandlung über ein dorsales Stehfeld von 18·5 cm Größe sowie zwei schräge dorsale Felder im Winkel von 45°, wobei eine Gesamtherddosis von 60,75 Gy (20 Fraktionen in 34 Tagen) eingestrahlt wird. Es ergibt sich eine Rückenmarksstrahlenbelastung von 51,6 Gy. Die NSD beträgt 1710 ret. Die Radiatio wird von der Patientin gut vertragen. Drei Monate nach Abschluß der Strahlenbehandlung tritt ein Zoster segmentalis D 6 rechts auf, der unter dermatologischer Therapie abheilt.

Fünf Monate später kommt es bei der Patientin zu brennenden Schmerzen im linken Bein, sie stellt fest, daß sie mit dem linken Fuß warm und kalt nicht mehr unterscheiden kann. Sieben Monate darauf bemerkt sie eine Schwäche des rechten Beins beim Treppensteigen, weitere 4 Wochen später tritt eine Miktionsstörung auf, die zur stationären Aufnahme führt.

Bei der neurologischen Untersuchung 17 Monate nach Abschluß der Strahlenbehandlung findet sich eine spastische Parese des rechten Beins mit unerschöpflichen Patellar- und Fußkloni und positivem Babinski-Zeichen. Die Beineigenreflexe sind beidseits sehr lebhaft, rechts lebhafter als links auslösbar. Die Bauchhautreflexe fehlen rechtsseitig, sind links vorhanden. Es bestehen Narben nach Zoster segmentalis im Segment D 6 rechts. In den Segmenten D 6 bis D 8 beidseits werden brennende Schmerzen mit einer Hyperalgesie angegeben, darunter besteht linksseitig eine dissoziierte Sensibilitätsstörung. Die Analreflexe sind beidseits nicht erhältlich, der Restharn beträgt 450 ml, es besteht eine Obstipation.

Der lumbal entnommene Liquor enthält 1/3 Zellen bei einem Gesamteiweiß von 36 mg% (Albumine 24 mg%, Globuline 12 mg%). Unbehinderte Liquorpassage im Queckenstedt-Versuch. Das Luftmyelogramm ergibt keine Hinweise auf das Vorliegen einer spinalen Raumforderung.

Auch unter einer Infusionsbehandlung mit Actihaemyl und Complamin kommt es noch zu einer leichten Progredienz der spastischen Beinparese rechts. Die Blasenstörung wird mit Doryl behandelt, und die Patientin wird gehfähig an zwei Stöcken entlassen. Bereits 4 Wochen später muß sie wegen einer deutlichen Zunahme der Paresen erneut stationär aufgenommen werden. Es besteht jetzt eine spastische Paraparalyse der Beine mit unerschöpflichen Kloni und beidseits positivem Babinski-Zeichen. Die Bauchhautreflexe fehlen, es bestehen Blasen- und Harninkontinenz. Es besteht jetzt eine beidseitige dissoziierte Sensibilitätsstörung ab D 8, darüber findet sich eine hyperpathische Zone von D 6 bis D 8 rechtsbetont.

Der lumbal entnommene Liquor enthält jetzt 5/3 Zellen bei einem Gesamteiweiß von 24 mg% (Albumine 19,2 mg%, Globuline 4,8 mg%). Das Pantopaque-Myelogramm ergibt einen unauffälligen Befund.

Unter einer erneuten Infusionsbehandlung mit Actihaemyl kommt es zu einer zögernden Rückbildung der brennenden Schmerzen und der Hyperalgesie von D 6 bis D 8, es entwickelt sich aber eine zunehmende Hypästhesie im Bereich des rechten Oberschenkels. Die Patientin erhält einen Rollstuhl und wird zur Weiterbehandlung in eine Rehabilitationsklinik verlegt. Dort entsteht innerhalb von 4 Wochen ein Sensibilitätsausfall für alle Qualitäten unterhalb D 6. Die Patientin verstirbt 16 Monate nach Beginn der Strahlenmyelopathie (4 Monate nach der Verlegung) an einem interkurrenten Infekt. Eine Sektion erfolgt nicht.

2.3.2 Latenzzeit und Bestrahlungsbedingungen bei der thorakalen Strahlenmyelopathie

Der Zeitraum zwischen Beendigung der Strahlenbehandlung und dem Auftreten der ersten neurologischen Symptome betrug in dieser Gruppe im Median 8 Monate ($\bar{x} \pm sx = 13,9 \pm 13,8$). Die kürzesten Latenzen waren bei 3 Patienten 5 Monate, die längsten 36, 46 und 68 Monate. Bei 17 Patienten war die Latenz kürzer als 10 Monate, bei 22 Patienten (73,3%) lag sie unter 1 Jahr (Abb. 10).

Der Zeitraum zwischen Beendigung der Strahlenbehandlung und dem Erreichen des Vollbildes der neurologischen Ausfälle (Latenz 2) betrug im Median 18,5 Monate (20,7 ± 16,3); dies bedeutet, daß in der Regel innerhalb 1 Jahres nach Beginn der neurologischen Symptomatik der Endzustand erreicht wurde.

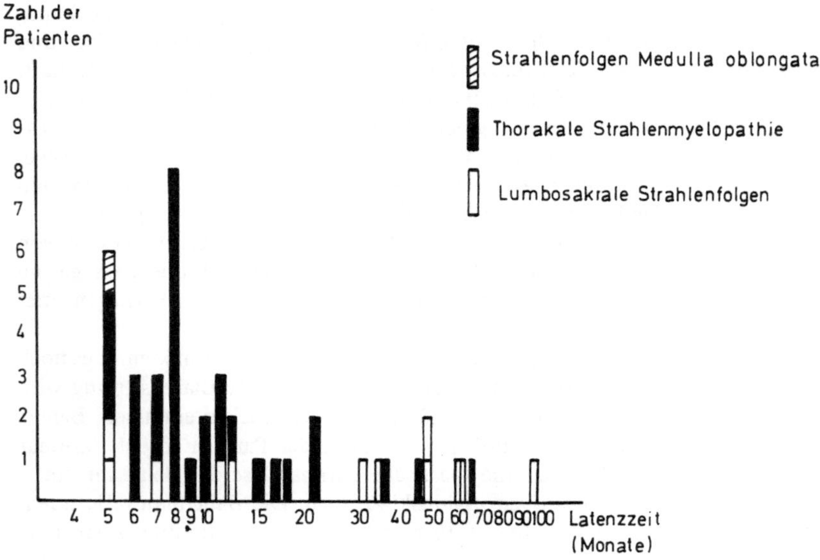

Abb. 10. Latenzzeit der Strahlenfolgen des Rückenmarks ($n = 43$)

Tabelle 9. Ergebnisse der Regressionsanalyse zur Überprüfung möglicher Zusammenhänge zwischen Latenzzeit, Strahlendosis und Lebensalter

	n	$\bar{x} \pm S_x$ Latenz (Mo.)	$\bar{x} \pm S_x$ Dosis (Gy)	r	p
Thorakal	30		$53,2 \pm 11,4$	$0,065115$	n.s.
Lumbosakral	12		$46,2 \pm 10,8$	$-0,391477$	n.s.
Alle Patienten	43		$51,7 \pm 12,0$	$-0,255100$	$<0,1$
			Dosis (ret)		
Thorakal	30	$13,9 \pm 13,8$	1518 ± 286	$0,092544$	n.s.
Lumbosakral	12	$36,1 \pm 31,3$	1347 ± 336	$-0,386566$	n.s.
Alle Patienten	43	$19,9 \pm 22,2$	1487 ± 325	$-0,257278$	$<0,05$
			Alter (Jahre)		
Thorakal	30		$46,0 \pm 15,0$	$0,337401$	$<0,05$
Lumbosakral	12		$38,7 \pm 17,4$	$-0,043474$	n.s.
Alle Patienten	43		$44,3 \pm 15,9$	$0,009324$	n.s.

(*n.s.* nicht signifikant)

Um zu überprüfen, ob die Zeitdauer der Latenz zwischen Strahlenbehandlung und Auftreten der ersten neurologischen Symptome abhängig von der Strahlenbelastung des Rückemarks ist, führten wir eine Regressionsanalyse durch. Es galt festzustellen, ob mit höherer Strahlendosis die Latenz möglicherweise kürzer werden würde, d. h. ob eine negative lineare Beziehung zwischen den beiden Parametern besteht. Ein solcher negativer linearer Zusammenhang ließ sich weder für die Rückenmarksdosis in Gy noch für die nominale Standarddosis zeigen (Tabelle 9).

Da aufgrund der in Teil I dargestellten radiobiologischen Grundlagen eine Beziehung zwischen Zellteilungsrate und Latenz bestehen muß, und dabei die Zellteilungsrate vom Lebensalter abhängig ist, lag es nahe zu fragen, ob möglicherweise ein positiver Zusammenhang zwischen Lebensalter und Latenz besteht. Bei Überprüfung dieser Hypothese zeigte sich in der Regressionsanalyse bei unseren 30 Patienten mit einer thorakalen Strahlenmyelopathie eine auf dem 5%-Niveau signifikante positive Beziehung zwischen Lebensalter und Latenz, d. h. in der Regel war die Latenz um so kürzer je jünger der Patient war (s. Tabelle 9 und Abb. 11). Aus dem Rahmen fallen 3 Patienten, bei denen die Latenz bis zum Auftreten der ersten neurologischen Symptome länger als 2 Jahre war. Während 2 dieser Kranken mit 59 Jahren bzw. 63 Jahren zu den älteren Patienten zählten und die Dauer der Latenzzeit möglicherweise hierdurch erklärt wird, war eine Patientin nur 38 Jahre alt und zeigte doch bei einer relativ hohen

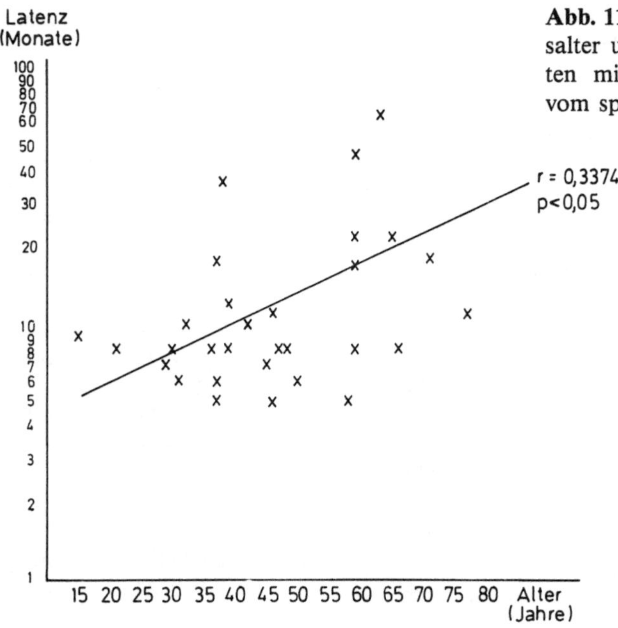

Abb. 11. Beziehung zwischen Lebensalter und Latenzzeit bei 30 Patienten mit einer Strahlenmyelopathie vom spastisch-dissoziierten Typ

Rückenmarksstrahlenbelastung von 1700 ret eine Latenzzeit von 3 Jahren. Bemerkenswerterweise stand sie zum Zeitpunkt des Auftretens der neurologischen Symptome unter Antikoagulantien wegen einer Thrombozytose nach Splenektomie. Der Quick-Wert war zum Zeitpunkt des Beginns der neurologischen Symptomatik im therapeutischen Bereich.

Bei den 3 Patienten mit einem Herpes zoster während der Latenzzeit betrugen die Latenzwerte 8, 10 und 68 Monate.

Die durchschnittlich applizierte Strahlendosis im Bereich des Rückenmarks lag mit einem Medianwert von 54 Gy (53,2 ± 11,4 Gy) bzw. einer nominalen Standarddosis von 1544,5 ret (1518 ± 286 ret) in der Regel oberhalb der von anderen Autoren genannten Toleranzgrenzen. Wie Abb. 12 zeigt, liegen 8 Patienten mit einer thorakalen Strahlenmyelopathie unterhalb der von Boden (1948, 1951) genannten Toleranzgrenze und nur 2 Patienten finden sich unterhalb der von Pallis et al. (1961) angegebenen Linie. Für unser Krankengut muß hierbei jeweils die Toleranzgrenze für große Felder zugrunde gelegt werden, da die Feldlänge in keinem unserer Fälle unter 10 cm betrug. Der Medianwert der Feldlänge für alle Patienten betrug 16 cm. Sämtliche Patienten mit einer thorakalen Strahlenmyelopathie lagen mit der erhaltenen Dosis oberhalb der 1963 von Franke angegebenen Rückenmarkstoleranzlinie.

Mit dem U-Test von Wilcoxon, Mann und Whitney überprüften wir, ob ein Zusammenhang zwischen der Rückenmarksstrahlendosis und der klinischen Symptomatik besteht. Bei Zugrundelegen des neurologischen

54

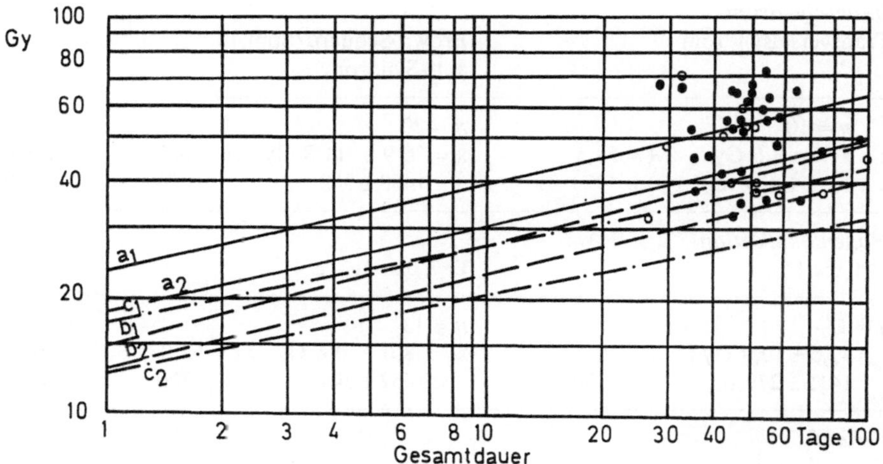

Abb. 12. Rückenmarksdosis (Gy) bei 42 Patienten des eigenen Krankenguts in Beziehung zu den Toleranzgrenzen der Weltliteratur

Vollbildes der Strahlenmyelopathie fand sich bei praktisch identischer Dosis in Gy eine etwas höhere Strahlendosis in ret bei komplettem Transversalsyndrom (1511 ret) gegenüber inkompletter Querschnittslähmung (1491 ret). Dieser Unterschied ist nicht signifikant. Wird hingegen das klinische Initialsyndrom betrachtet, so ist die Strahlenbelastung bei Vorliegen eines Brown-Séquard- bzw. eines Spinalis-anterior-Syndroms mit 50,5 Gy bzw. 1474 ret deutlich niedriger als die Dosis bei bereits initial bestehendem Transversalsyndrom (58,5 Gy bzw. 1723 ret). Im U-Test liegt die Irrtumswahrscheinlichkeit für die Dosis in Gy unter 6%, für ret unter 10% (Tabelle 10).

Bei Durchsicht der Krankengeschichten fiel auf, daß Patienten, die eine nur niedrige Strahlenbelastung des Rückenmarks erfahren hatten, besonders häufig die neurologische Symptomatik im Segment D 4 bzw. in den direkt benachbarten Segmenten entwickelten. Wir stellten daher die Rückenmarksstrahlendosen der oberen Brustmarksegmente jenen der unteren Hälfte des Thorakalmarks gegenüber (Tabelle 10). Es ergibt sich ein

Tabelle 10. Ergebnisse des U-Testes nach Wilcoxon, Mann und Whitney bei der Strahlenmyelopathie vom spastisch-dissoziierten Typ ($n = 30$)

Klinik (Vollbild) komplettes Transversalsyndrom		inkomplettes Transversalsyndrom		U-Test
$n = 17$		$n = 10$		
$\bar{x} = 52,4 \pm 12,8$ Gy	M = 51,0	$\bar{x} = 51,8 \pm 9,4$ Gy	M = 52,0	n.s.
1508 ± 313 ret	1511	1453 ± 222 ret	1491	n.s.
Initial-Syndrom Transversalsyndrom		Brown-Sequard/Spin. ant.-Syndrom		
$n = 10$		$n = 20$		
$\bar{x} = 57,8 \pm 9,6$ Gy	M = 58,5	$\bar{x} = 50,9 \pm 11,8$ Gy	M = 50,5	$p < 0,06$
1617 ± 234 ret	1723	1468 ± 302 ret	1474	$p < 0,1$
Höhenlokalisation D 1 bis D 6		D 7 bis D12/L 1		
$n = 17$		$n = 13$		
$\bar{x} = 49,5 \pm 10,9$ Gy	M = 50,4	$\bar{x} = 58,0 \pm 10,6$ Gy	M = 62,0	$p < 0,04$
1415 ± 279 ret	1390	1652 ± 244 ret	1700	$p < 0,02$
Verlauf Verstorbene		Überlebende		
$n = 19$		$n = 11$		
$\bar{x} = 54,2 \pm 11,6$ Gy	M = 54,0	$\bar{x} = 51,5 \pm 11,5$ Gy	M = 50,4	n.s.
1549 ± 295 ret	1639	1464 ± 275 ret	1420	n.s.

Dosisunterschied von im Median 12 Gy bzw. 310 ret. Diese Differenz ist im Wilcoxon-Test auf dem 4%- bzw. 2%-Niveau signifikant.

Die Einzeldosen der Rückenmarksstrahlenbelastung spielten in unserem Patientengut keine sichere Rolle. Mit einem Medianwert der Feldlänge von 16 cm lagen bei der thorakalen Strahlenmyelopathie durchschnittlich knapp 40% der Gesamtrückenmarkslänge und praktisch immer das gesamte Brustmark im Einstrahlungsbereich. Bei 20 Kranken ist der prozentuale Anteil des bestrahlten Rückenmarks durch weitere Felder zervikal und/oder lumbosakral wesentlich höher. Der Medianwert für die Feldlänge 2 bei diesen Patienten beträgt 26 cm, dies entspricht 62% der weiblichen und 58% der männlichen durchschnittlichen Rückenmarkslänge. Vergleicht man die Medianwerte der Rückenmarksstrahlendosis bei Patienten mit einer Feldlänge von unter 20 cm (51 Gy; 1511 ret; $n = 24$) mit denen der Kranken, bei denen die Strahlendosis auf ein Feld von über

20 cm Länge appliziert wurde (55 Gy; 1650 ret; $n = 6$), findet sich kein signifikanter Unterschied.

2.3.3 Verlauf der thorakalen Strahlenmyelopathie

Die Überlebenszeit betrug in unserem Krankengut im Median 17 Monate. 19 Patienten (63%) waren nach Auftreten der Strahlenmyelopathie verstorben, 11 Patienten sind bei einer Mindestbeobachtungszeit von 2 Jahren bislang zwischen 24 und 144 Monaten nach Auftreten der Strahlenfolgen am Leben. Bei den Verstorbenen betrug die Überlebenszeit im Median 11 Monate (Varianz 1 bzw. 56 Monate, Abb. 13). Bei 9 Kranken führte die Strahlenmyelopathie zum Tod. Diese Patienten starben häufig an einer Infektion der Lunge oder der Harnwege ($n = 7$), je 1 Patient kam durch eine Lungenembolie bzw. im Rahmen eines operativen Eingriffs wegen eines großen Dekubitalgeschwürs bei Querschnittslähmung ad exitum. Ein weiterer Kranker verstarb an Atemversagen bei ausgeprägter Strahlenfibrose der Lunge. Sieben Patienten erlagen dem zugrundeliegenden Tumorleiden, wobei es sich viermal um ein Mammakarzinom und je einmal um ein Bronchialkarzinom, ein Ösophaguskarzinom bzw. einen M. Hodgkin handelte. Bei den beiden verbleibenden Patienten war die Todesursache einmal eine Meningitis und einmal ein hypoglykämischer Schock (vgl. Tabelle 8).

Der Vergleich der Rückenmarksstrahlendosis von den Patienten, die ihre Strahlenmyelopathie überlebten und denen, die an ihren Folgen starben, ergab zwar eine höhere Dosis für die verstorbenen Kranken (1639 ret gegenüber 1420 ret), dieser Unterschied war jedoch im U-Test nicht signifi-

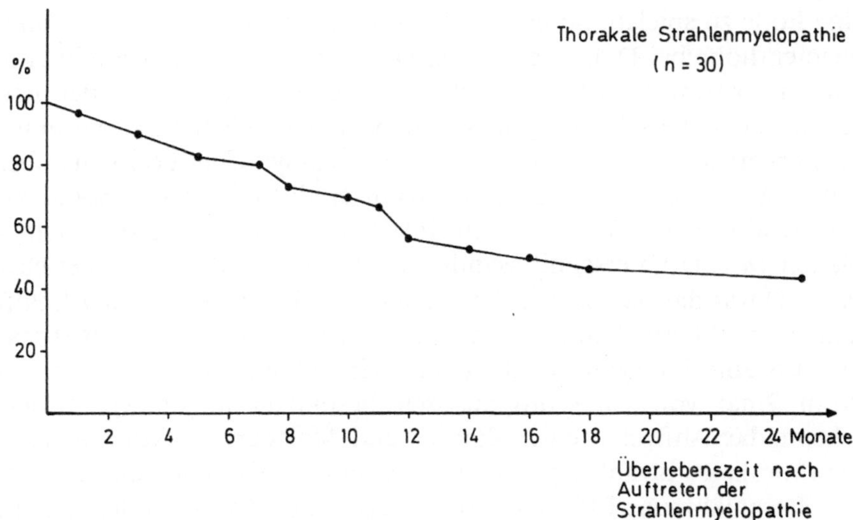

Abb. 13. Überlebenskurve der Strahlenmyelopathie vom spastisch-dissoziierten Typ

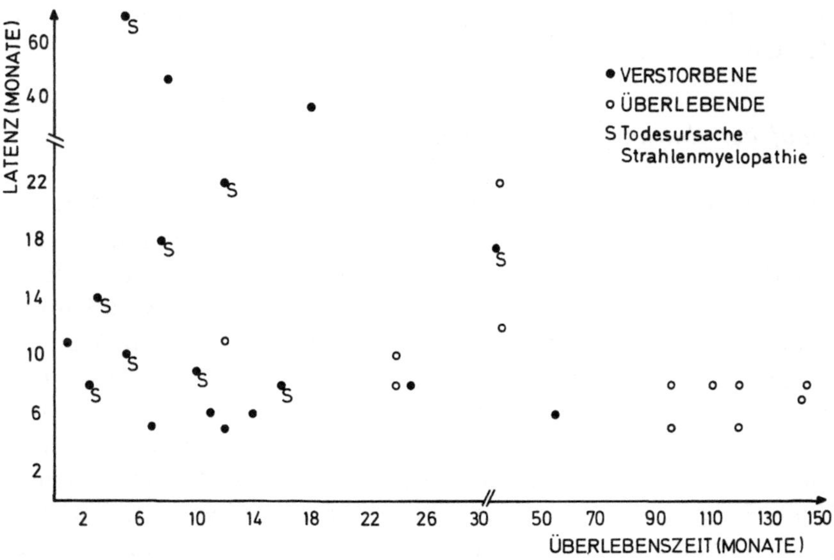

Abb. 14. Beziehung zwischen Latenz und Überlebenszeit bei 30 Patienten mit thorakaler Strahlenmyelopathie

kant (vgl. Tabelle 10). Die Latenzzeit bis zum Auftreten der ersten neurologischen Symptome war bei jenen Patienten, die im Verlauf verstarben, mit einem Medianwert von 12 Monaten interessanterweise höher als bei denen, die überlebten, mit 8 Monaten (Abb. 14). Während damit offensichtlich der Strahlendosis und der Latenzzeit keine sichere prognostische Bedeutung zukommen, scheinen die Höhenlokalisation und das klinische Bild eine Rolle zu spielen. So lag bei den verstorbenen Kranken in 5 Fällen die Segmenthöhe bei D 4, zweimal bei D 5 bzw. D 6 und nur zweimal in der unteren Brustmarkhälfte. Betrachtet man das Initialsyndrom der neurologischen Ausfallerscheinungen, so findet sich lediglich 1 Patient unter den Verstorbenen, der initial ein Brown-Séquard-Syndrom bot; ganz überwiegend handelt es sich um solche Kranke, die mit einem Spinalis-anterior-Syndrom ($n = 3$), mit einem inkompletten ($n = 4$) oder einem kompletten ($n = 1$) Querschnittssyndrom erkrankten. Bei den Überlebenden ($n = 11$) war das Segment D 4 nur 2mal und die obere Brustmarkhälfte lediglich 5mal betroffen. Ein Brown-Séquard-Syndrom lag initial 6mal, ein Spinalis-anterior-Syndrom 3mal und ein inkomplettes Querschnittssyndrom 2mal vor. Eine prognostisch besonders ungünstige Bedeutung scheint das Auftreten einer Blasen- und Mastdarmfunktionsstörung bei der thorakalen Strahlenmyelopathie zu haben. Während von den Kranken mit Blasenlähmung 61% verstarben, betrug die Mortalität der Gruppe ohne Blasenlähmung nur 43%.

Von den 11 überlebenden Patienten hatten 9 (82%) schwere neurologische Ausfälle, lediglich 2 Kranke sind durch die Strahlenmyelopathie nur geringfügig beeinträchtigt. Insgesamt bedeutete also die Strahlenmyelopathie in unserem Patientengut für 9 Kranke Invalidität und für weitere 9 den Tod. Die restlichen verstorbenen Kranken waren entweder zum Zeitpunkt ihres Todes ebenfalls querschnittsgelähmt oder aber verstarben so bald nach Auftreten der Strahlenmyelopathie, daß sie möglicherweise schwerere neurologische Ausfälle als ein Brown-Séquard-Syndrom nicht mehr erlebten.

2.3.4 Ergebnisse von Zusatzuntersuchungen bei der thorakalen Strahlenmyelopathie

Unter unseren 30 Patienten mit thorakaler Strahlenmyelopathie fanden wir 4 Kranke, die einen oder mehrere Gefäßrisikofaktoren aufwiesen (Nikotin, Diabetes mellitus, Hypertonus). Die Rückenmarksstrahlendosis lag in diesen Fällen mit Medianwerten von 64 Gy bzw. 1763 ret höher als jene des Gesamtkollektivs. Die Latenz zwischen Strahlenbehandlung und Auftreten der Strahlenmyelopathie betrug mit einem Median von 7 Monaten weniger als bei den anderen Patienten; weder die eine noch die andere Differenz ist signifikant. In unserem Krankengut war eine Hypotonie, teilweise mit entsprechenden Symptomen, häufiger ($n = 6$) als ein erhöhter Blutdruck ($n = 3$). Besonders bemerkenswert ist im Zusammenhang mit Gefäßrisikofaktoren die Krankengeschichte von Patientin 12, bei der die neurologische Symptomatik mit ungewöhnlich langer Latenz unter einer Antikoagulantienbehandlung auftrat. Insgesamt konnten wir einen Einfluß von Gefäßrisikofaktoren auf die Entstehung oder den Verlauf der Strahlenmyelopathie vom spastisch-dissoziierten Typ nicht nachweisen.

In 7 Fällen war neben der Strahlenbehandlung auch eine zytostatische Kombinationsbehandlung nach unterschiedlichen Schemata zur Anwendung gekommen. Von diesen 7 Kranken zeigte die Strahlenmyelopathie 5mal ein komplettes Querschnittsbild, 2mal resultierte ein Brown-Séquard-Syndrom. Wegen des in der Literatur beschriebenen möglichen additiven Effekts der Zytostatika im Hinblick auf Neurotoxizität verglichen wir die Strahlendosen der chemotherapierten Patienten mit der von jenen Kranken, die nur bestrahlt wurden. Mit einer durchschnittlichen Rückenmarksstrahlenbelastung von 54 Gy bzw. 1562 ret (Medianwert) zeigen die kombiniert behandelten Patienten keine sichere Differenz gegenüber dem Restkollektiv. Dagegen ist die Latenzzeit bei den chemotherapierten Patienten mit einem Medianwert von 17,5 Monaten deutlich länger als die des restlichen Kollektivs mit 8 Monaten. Die Irrtumswahrscheinlichkeit für diese Differenz liegt im Wilcoxon-Test unter 10%.

Bei allen 30 Patienten erfolgte eine Lumbalpunktion. In jedem Fall wurden Zellzahl (normal bis 14/3 Zellen) und Gesamteiweiß (normal bis 48 mg%) ermittelt; nach 1980 erfolgten darüber hinaus quantitative Immunglobulinbestimmmungen und Untersuchungen auf oligoklonale Banden. Diese spezielle Liquordiagnostik ergab in keinem Fall Hinweise auf eine intrathekale IgG-Produktion. Wenn bei einem Patienten eine pathologische Liquorzellzahl vorlag, wurde eine zytologische Liquordiagnostik angeschlossen.

Ein pathologischer Liquorbefund lag bei 8 unserer 30 Patienten vor, dies entspricht 27%. Bei 3 Kranken fand sich lediglich eine diskrete Pleozytose (18−22/3 Zellen), bei Patient 24 betrug die Zellzahlerhöhung 59/3 Zellen bei einem Gesamteiweiß von 52,8 mg%. Bei 4 weiteren Kranken bestand eine Proteinerhöhung im Liquor bei unauffälliger Zellzahl (Eiweißwerte zwischen 53 und 96 mg%). 5 Kranke zeigten mit einem Liquorgesamteiweiß von 48 mg% einen grenzwertigen Befund. Bei allen Patienten mit einem pathologischen Liquorbefund entwickelte sich die neurologische Symptomatik bis zu einem kompletten Transversalsyndrom; bei der Patientin, die sowohl eine Pleozytose als auch einen erhöhten Proteingehalt aufwies, trat eine komplette Querschnittslähmung innerhalb weniger Tage ein. Offensichtlich besteht also ein Zusammenhang zwischen Schweregrad des klinischen Bildes und Liquorpathologie, wobei der Akuität des Geschehens eine Rolle zukommt. Im Hinblick auf die Überlebenszeiten ergeben sich für die Kranken mit pathologischem Liquor keine Unterschiede zum Restkollektiv. Wir sahen auch keine Häufung pathologischer Liquorbefunde bei den Kranken mit einem Zoster segmentalis in der Latenzzeit. Lediglich eine dieser 3 Kranken hatte einen erhöhten Eiweißgehalt im Liquor, die Latenz zwischen Gürtelrose und Lumbalpunktion betrug in diesem Fall 56 Monate, so daß hier ein Zusammenhang auszuschließen ist.

Bei den Kranken mit pathologischen Liquores war 4mal die Strahlenbehandlung wegen eines Mammakarzinoms und 4mal wegen eines M. Hodgkin erfolgt. Die Rückenmarksstrahlenbelastung unterschied sich in diesen Fällen nicht vom Gesamtkollektiv, auch die Latenzzeit lag mit einem Medianwert von 10 Monaten im Gesamtdurchschnitt. Die Patienten mit pathologischem Liquorbefund waren mit 43 Jahren im Median etwas jünger als die übrigen Kranken (46 Jahre).

In der neuroradiologischen Diagnostik wurde bei 28 Patienten eine lumbale Myelographie durchgeführt, welche 19mal mit Kontrastmittel, 9 mal mit Luft erfolgte. In 2 Fällen (Patientin 9 und Patientin 31) zeigte sich eine umschriebene Atrophie in Höhe des Einstrahlungsbereichs, bei den restlichen Kranken fand sich ein unauffälliger Befund von lumbal bis zervikal. In 4 Fällen wurde in Ergänzung zur Myelographie eine Computertomographie der Wirbelsäule durchgeführt, wobei sich in 1 Fall der myelographische Befund einer umschriebenen Atrophie im Einstrahlungsbereich

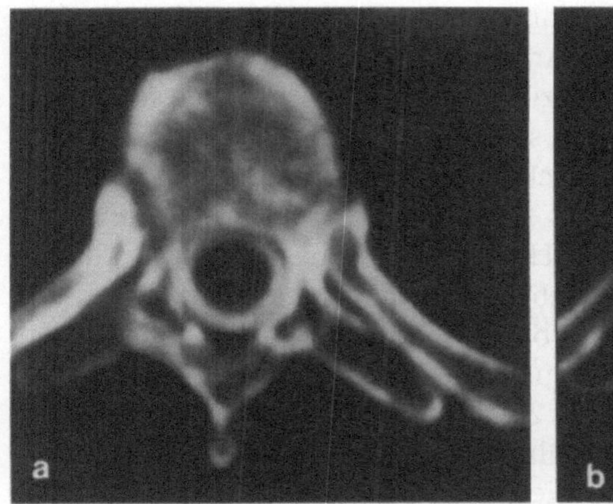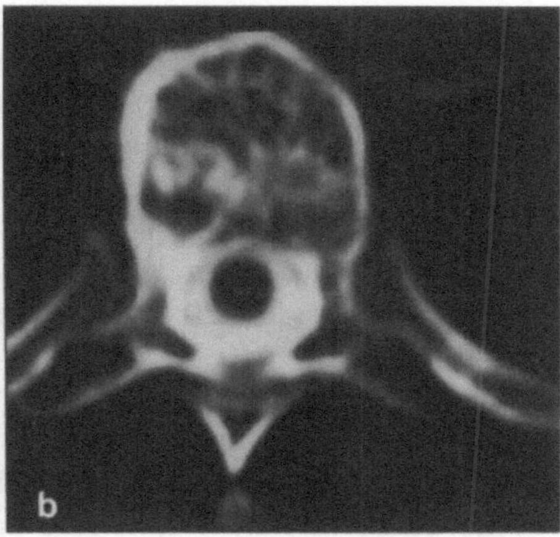

Abb. 15a, b. Spinale Computertomographie nach Myelographie in Höhe D3 (**a**) und D6 (**b**) von Patientin 31

bestätigte (Abb. 15). Viermal wurde die Diagnose der Strahlenmyelopathie vom Pathologen post mortem abgesichert, in 3 Fällen war zuvor eine Myelographie erfolgt und hatte einen unauffälligen Befund ergeben. In 1 Fall zeigte die Kernspintomographie des Rückenmarks ebenso wie die Myelographie einen regelrechten Befund. Bei den 4 Patienten mit thorakaler Strahlenmyelopathie, die neuropathologisch untersucht wurden (Patient 12, 19, 28, 30), fand sich in allen Fällen das Bild einer Koagulationsnekrose im Bestrahlungsbereich, wobei ausschließlich oder ganz überwiegend die weiße Substanz betroffen war, unter bevorzugter Miteinbeziehung der Pyramidenbahn und der Seitenstränge. Fibrosierungen der Gefäße mit dysorischen Veränderungen lagen in unterschiedlichem Umfang vor; 2mal wurden sie sehr ausgeprägt gefunden, 2mal waren sie nur stellenweise nachweisbar. Zeichen der auf- und absteigenden Waller-Degeneration waren in jedem Fall gegeben; bei 2 Patienten fielen darüber hinaus fleckförmige Partialnekrosen mit spongiöser Randlichtung auf. Während 2mal klinische Segmenthöhe und neuropathologischer Befund in der Höhenlokalisation korrespondierten, lag der pathologische Befund bei Patient 19 um 5 Segmente höher (C 7) als die klinischen Ausfälle (D 4) und bei Patientin 12 um 7 Segmente oberhalb des klinischen Niveaus von D 12.

2.4 Lumbosakrale Strahlenfolgen

Lumbosakrale Strahlenfolgen sahen wir bei 12 unserer Patienten, dies entspricht 28% des Gesamtkrankenguts. Das Durchschnittsalter dieser Patienten lag mit einem Medianwert von 33 Jahren deutlich niedriger als das der thorakalen Strahlenmyelopathiefälle. Auch hier dürfte das Lebensalter der Patienten in erster Linie auf die Art des Tumors, wegen dem die Strahlenbehandlung durchgeführt wurde, zurückzuführen sein. Abgesehen von einem Kranken mit einem Germinom sahen wir lumbosakrale Strahlenfolgen bei männlichem Geschlecht ausschließlich nach paraortaler Strahlentherapie bei Hodentumoren, wobei es sich 6mal um ein Seminom und einmal um ein Teratom handelte. Das Haupterkrankungsalter lag in dieser Gruppe zwischen dem 20. und 30. Lebensjahr, der jüngste Patient war 18, der älteste 53 Jahre alt. Bei den 4 weiblichen Patienten mit lumbosakralen Strahlenfolgen handelte es sich 2mal um den Zustand nach Operation und Bestrahlung eines Ovarialkarzinoms, 2mal um die Folgen der Therapie eines Korpuskarzinoms des Uterus. Während 1 Patientin mit einem Ovarialkarzinom 27 Jahre alt war, zeigten die anderen 3 Kranken mit 56, 61 und 69 Lebensjahren ein deutlich höheres Lebensalter als die männlichen Patienten. Insgesamt traten in unserem Krankengut lumbosakrale Strahlenfolgen in über der Hälfte der Fälle nach paraortaler Strahlentherapie bei Hodentumoren (58,3%) auf, 4mal nach Radiatio von Malignomen des weiblichen Genitale (33,3%).

2.4.1 Klinik der lumbosakralen Strahlenfolgen

Die neurologischen Ausfallerscheinungen nach einer Strahlenbehandlung im Lumbosakralbereich zeigten in allen Fällen das Bild eines mehr oder weniger ausgeprägten Caudasyndromes. Dieses manifestierte sich initial in rein motorischen schlaffen Paresen, die in der Regel zunächst einseitig, im Verlauf dann doppelseitig in Form einer schlaffen Paraparese auftraten. Bei allen Patienten fällt hierbei ein ausgestanztes neurologisches Syndrom auf: es sind mindestens zwei, in der Regel drei, gelegentlich auch vier Segmente betroffen — der Befund in den benachbarten Myotomen ist vollkommen unauffällig. Auch bei initial oft einseitigem Beginn zeigten alle Patienten im Verlauf eine doppelseitige Symptomatik, wobei allerdings meist eine Asymmetrie mit schwereren Ausfällen unilateral bestehen blieb. Interessanterweise war bei 75% der Kranken das rechte Bein mehr betroffen (Tabelle 11). Dreiviertel der Patienten entwickelten im Verlauf eine segmentale Sensibilitätsstörung, die interessanterweise wie bei der thorakalen Strahlenmyelopathie zunächst dissoziiert war. Lediglich bei 1 Patientin bestand von Anfang an eine Sensibilitätsstörung für alle Qualitäten im betroffenen Segment (Patientin 39). Nur 2 Kranke boten im Verlauf keine sensiblen Ausfälle. Bei der Mehrzahl der Kranken mit einer initial dissoziierten Sensibilitätsstörung komplettierte sich die Gefühlsstörung innerhalb von Monaten oder Jahren. Gelegentlich entwickelte sich die Sensibilitätsstörung für alle Qualitäten lediglich im auch motorisch am meisten be-

Tabelle 11. Klinisches Bild bei 12 Patienten mit lumbosakralen Strahlenfolgen

Patient Nr.	Betroffene Myotome	Seitenbetonung	Conusläsion	Dissoz. Sens. Störung	Sens. Störung alle Qualitäten	Endzustand
32	L4 **L5** S1	links	Anal- (24) reflex li. ∅	+ (12)	+ (84)	Peronäusschiene
33	L3 L4 **L5** S1	rechts		+ (49)	+ (49)	Peronäusschiene, Gehapparat
34	L4 **L5** S1	rechts		+ (30)		Peronäusschiene
35	L4 **L5** S1	links		+ (48)		Peronäusschiene
36	L4 **L5** S1	rechts		+ (60)	+ (60)	Gehapparat
37	L4 **L5**	rechts				Stock
38	L4 **L5** S1	rechts				Stock
39	**L4** L5	rechts			+ (3)	Stock, Bandagen
40	L4 **L5** S1	rechts		+ (36)	+ (36)	Peronäusschiene
41	L3 **L4** L5	rechts		+ (2)	+ (2)	Rollstuhl
42	L3 L4 **L5** S1	links	+ (96)	+ (6)	+ (6)	Rollstuhl
43	ab **L1** alle	rechts	+ (41)	+ (18)	+ (28)	Rollstuhl

() = Monate nach Beginn der neurologischen Symptomatik

troffenen Segment, während in den benachbarten Dermatomen die reine Schmerz- und Temperaturempfindungsstörung fortbestand. Während keiner der Patienten typische radikuläre Schmerzen angab, berichteten 42% von umschriebenen brennenden Mißempfindungen und weitere 25% von Parästhesien im betroffenen Bereich. Eine Läsion des Conus medullaris entwickelte sich bei 2 Kranken. Während Patient 42 eine Obstipation und Potenzstörung bei fehlenden Analreflexen bds. als Hinweis auf die Conusläsion bot, entstand bei Patient 43 ein komplettes Cauda-Conus-Syndrom mit schlaffer Paraparalyse der Beine, Blasen- und Mastdarmlähmung und sensiblem Niveau in Höhe von L 1. Bei einem weiteren Kranken (Patient 32) fehlte linksseitig der Analreflex, es trat jedoch keine Blasen-, Mastdarm- oder Potenzstörung auf (s. Tabelle 11 und Abb. 16).

Die Erstsymptome unserer 12 Patienten mit lumbosakralen Strahlenfolgen waren entweder sensible Reizerscheinungen (66,7%) − meist in Form von brennend oder unangenehm ziehend beschriebenen Schmerzen oder Parästhesien (Abb. 8) − oder Lähmungen (33,3%). Bestanden zunächst sensible Reizerscheinungen, so traten innerhalb weniger Tage Lähmungserscheinungen in den betroffenen Myotomen hinzu; bei den oft initial nur gering ausgeprägten Paresen ist natürlich zu fragen, ob nicht eine bereits zuvor bestehende Lähmung erst aufgrund der Reizsymptomatik bemerkt wurde. Auch diejenigen Kranken, die zunächst die motorische Schwäche bemerkten, konnten den Beginn der Parese nicht so klar angeben, wie dies bei den Patienten mit einer Strahlenmyelopathie vom spastisch-dissoziierten Typ der Fall war. Ein Lhermitte-Zeichen oder einen Zoster segmentalis konnten wir bei diesen 12 Patienten nicht beobachten. Ein Kranker klagte im Frühstadium über Wadenkrämpfe.

In Tabelle 11 sind die betroffenen Myotome zusammengestellt, wobei die schwerpunktmäßig betroffenen Segmente hervorgehoben sind und Seitenbetonung sowie Vorkommen von Sensibilitätsstörungen bzw. Hinweise auf eine Conusläsion genannt werden. Bei 75% der Patienten ($n = 9$) lag der Schwerpunkt der klinischen Ausfälle im Myotom L 5, 9 Kranke zeigten eine Rechtsakzentuierung der Ausfälle. Bei dem Patienten, der im Endzustand eine komplette schlaffe Querschnittslähmung unterhalb L 1 bot, war auch zunächst rechtsbetont das Myotom L 5 betroffen gewesen. Bei 2 Patientinnen mit Ovarial- bzw. Uteruskarzinom lag der Schwerpunkt der neurologischen Ausfälle im Segment L 4. Mit Ausnahme dieser beiden Kranken hat in allen Fällen die neurologische Symptomatik bei L 5 begonnen, d. h. in der Regel war dem Kranken zunächst eine Fuß- und Zehenheberschwäche aufgefallen, nachfolgend entwickelte sich eine Parese der Glutealmuskulatur. Eine häufige Symptomkonstellation bei der ersten neurologischen Untersuchung war die Kombination von Steppergang und positivem Trendelenburg-Zeichen bei fehlender Sensibilitsstörung. Früh war die Empfindungsstörung lediglich bei den genannten beiden Patientinnen mit Läsion bei L 4 nachweisbar. Während hier bereits 2 bzw. 3 Monate nach Beginn der Symptomatik die Sensibilitätsstörung für alle Qualitäten vorlag, trat bei allen anderen Kranken mit Sensibilitätsstörung im Verlauf diese zwischen einem halben und 5 Jahren nach Beginn der Ausfallserscheinungen zunächst in Form einer dissoziierten Gefühlsstörung auf. Symptome der Conusläsion traten 41 bzw. 96 Monate nach den ersten Symptomen auf, Hinweise auf die Mitschädigung des Conus medullaris ergaben sich somit erst 4–8 Jahre nach Erkrankungsbeginn; Sensibilitätsstörungen wurden im Median nach 2 1/2 Jahren manifest. Die folgende Kasuistik (Patient 43 aus Tabelle 8, vgl. Abb. 16) zeigt bei einem Verlauf über 10 Jahre die Entwicklung eines Cauda-Conus-Syndroms bei lumbosakralen Strahlenfolgen.

Kasuistik

Es handelt sich um einen Werkzeugmacher, bei dem anamnestisch lediglich ein M. Scheuermann bekannt ist. Der Patient bemerkt im Alter von 22 Jahren während seiner Wehrdienstzeit als Zeitsoldat eine schmerzlose Schwellung des linken Hodens. Die pathologisch-histologische Untersuchung nach operativer Entfernung ergibt die Diagnose eines Seminoms. Lymphographisch lassen sich keine Lymphknotenmetastasen nachweisen. Es wird mit dem ^{60}Co-Teletherapiegerät eine prophylaktische Bestrahlung der paraortalen Lymphknoten über zwei dorsale Stehfelder der Größe 18·6 cm und ein ventrales Stehfeld der Größe 18·10 cm mit einer Gesamtherddosis von 46 Gy (1 Gy = 100 rad) angeschlossen. Die iliakalen Lymphknoten werden in Form einer biaxialen Rotationsbestrahlung ebenfalls bis zu einer Gesamtherddosis von 46 Gy belastet. Es ergibt sich eine Rückenmarksbelastung von 46 Gy, die nominale Standarddosis beträgt 1299 ret. Die Bestrahlung, die teilweise ambulant über 90 Tage erfolgt, wird von dem Patienten gut vertragen. Er ist nachfolgend beschwerdefrei.

7 Monate nach Abschluß der Strahlenbehandlung bemerkt der Patient einen elektrisierenden Schmerz im Bereich der rechten Leiste bis ins Knie ausstrahlend für einige Minuten. Am Folgetag stellt er eine Schwäche des rechten Beins fest, die seither unverändert besteht. Unter der Annahme einer Fehlhaltung durch die Narbenplatten im Bestrahlungsareal erfolgt eine orthopädische Behandlung.

6 Monate später – ein gutes Jahr nach Abschluß der Strahlenbehandlung – kommt es zu einer Schwäche auch des linken Beins, ohne daß hierbei Schmerzen auftreten. Nachdem eine auswärts durchgeführte Lymphoszintigraphie einen unauffälligen Befund ergeben hat, wird der Patient zur weiteren Abklärung in die Neurologische Klinik überwiesen.

Bei der neurologischen Untersuchung findet sich eine Beckengürtelparese mit Atrophien besonders der Mm. glutaei medii beidseits mit positivem Trendelenburg. Hüftbeugung und -abduktion sind beidseits stark paretisch, Adduktion im Hüftgelenk mäßig paretisch. Bei guter Streckung im Kniegelenk ist die Beugung um 50% reduziert, die Fußmuskulatur ist allseits paretisch, wobei die Extension praktisch paralytisch, die Flexion rechts betont deutlich paretisch ist. Bei seitengleich mittellebhaft erhältlichen Patellarsehnenreflexen fehlen die ASR beidseits. Das Babinski-Zeichen ist negativ. Die Bauchhautreflexe sind seitengleich mittellebhaft auslösbar, Kremasterreflex rechts vorhanden, links fehlender Hoden. Analreflex fehlt beidseits. Es besteht ein ausgeprägter Watschel- und Steppergang. Deutliche Strahlenfibrose der Haut über der gesamten unteren BWS und oberen LWS.

Das Elektromyogramm zeigt floride Denervierungszeichen in den Myotomen L 5 und S 1 beidseits. Der lumbal entnommene Liquor enthält 6/3 Zellen bei einem Gesamteiweiß

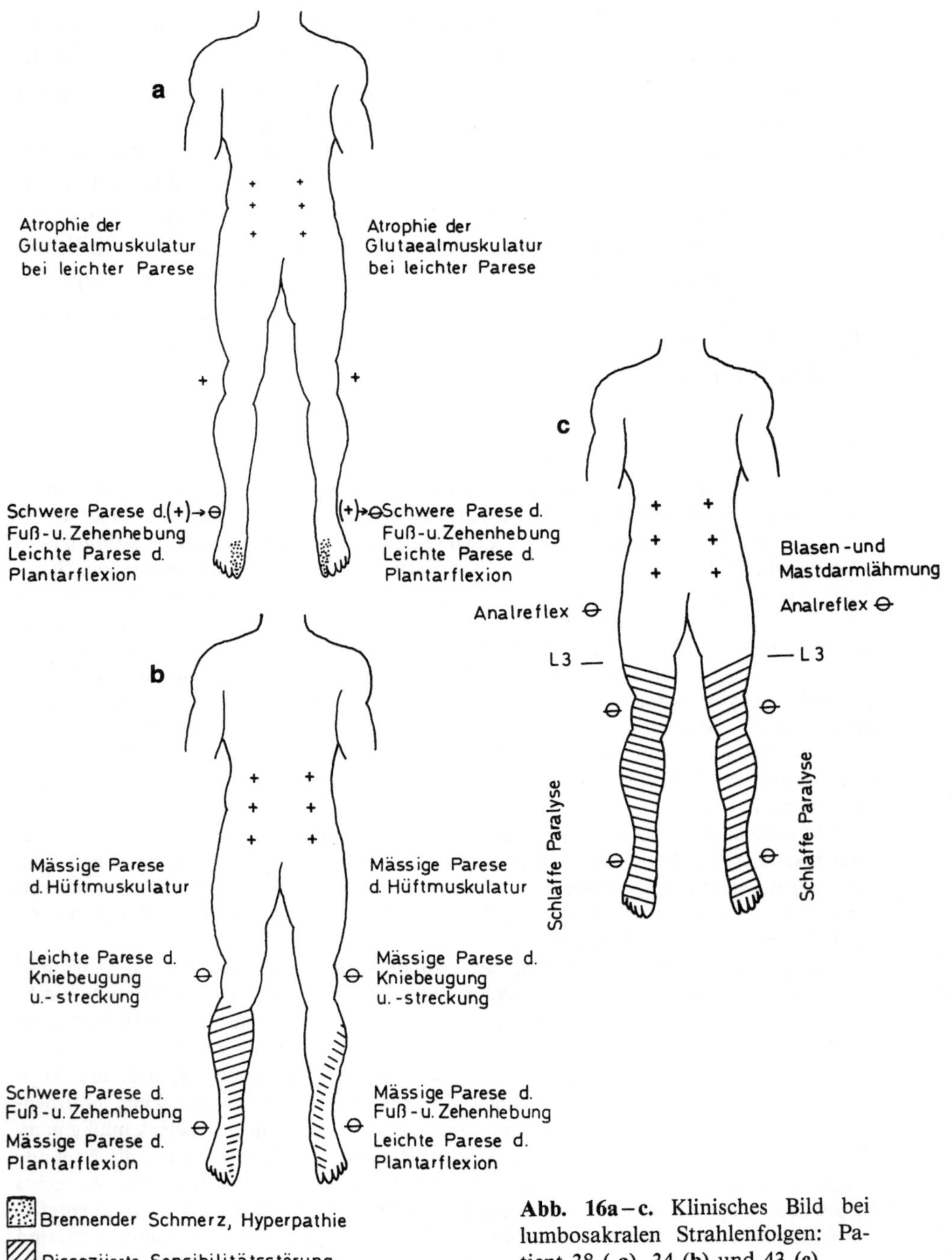

Abb. 16a–c. Klinisches Bild bei lumbosakralen Strahlenfolgen: Patient 38 (**a**), 34 (**b**) und 43 (**c**)

von 48 mg% (Albumine 36 mg%, Globuline 12 mg%). Der Queckenstedt-Versuch ist durchgängig. Röntgennativdiagnostik und Knochenszintigramm sind unauffällig.

Es erfolgt eine krankengymnastische Übungsbehandlung, der Patient wird mit Peronäusschienen versorgt und gehfähig nach Hause entlassen.

Bei einer Kontrolluntersuchung 1 Jahr nach Abschluß der stationären Behandlung gibt der Patient an, daß er seine Tätigkeit bei der Bundeswehr zwischenzeitig beendet habe. Er arbeite jetzt im Fernschreibedienst. Zwischenzeitig hätten sich Gefühlsstörungen im Bereich des rechten Fußes und Unterschenkels eingestellt, ansonsten habe sich an den Beschwerden nichts geändert.

Bei der neurologischen Untersuchung ist der Befund hinsichtlich der motorischen Kraft im wesentlichen unverändert. Der Patellarsehnenreflex ist jetzt rechts abgeschwächt, es besteht rechtsseitig eine dissoziierte Sensibilitätsstörung unterhalb des Knies.

4 Wochen später bemerkt der Patient eine Schwellung des rechten Hodens, es kommt zu einer erneuten operativen Intervention – die pathologisch-histologische Untersuchung ergibt das Vorliegen eines kleinen Seminoms bei tumorfreiem Samenstrang. Die erneut durchgeführte Lymphangiographie ergibt keinen Hinweis für Metastasen in den regionalen Lymphknoten.

Im weiteren Verlauf kommt es zu einer allmählichen Zunahme der Lähmungserscheinungen. Bei der neurologischen Kontrolluntersuchung 27 Monate nach Auftreten der ersten Symptome findet sich eine Paralyse des rechten Beins bei einer ausgeprägten Parese links. Die Beineigenreflexe fehlen rechtsseitig, linksseitig ist lediglich der Patellarsehnenreflex noch schwach erhältlich. Es besteht jetzt eine dissoziierte Sensibilitätsstörung unterhalb L 3 rechts.

Die neurologische Kontrolluntersuchung ein weiteres Jahr später ergibt ein fast komplettes Querschnittssyndrom ab L 2. Rechtsseitig besteht eine Paralyse der Beinmuskulatur, linksseitig noch eine minimale motorische Restinnervation. Die Beineigenreflexe fehlen sämtlich, Babinski-Zeichen beidseitig negativ. Bei seitengleich lebhaft erhältlichen Bauchhautreflexen fehlen Kremaster- und Analreflex beidseits. Es besteht eine Sensibilitätsstörung ab L 2 für alle Qualitäten mit Betonung der Schmerz- und Temperaturempfindungsstörung, rechtsseitig besteht ab L 3 eine Analgesie und Thermanästhesie. Der elektromyographische Befund zeigt eine komplette Denervierung in den Muskeln der rechten unteren Extremität, linksseitig findet sich noch eine Restinnervation mit Ausnahme des M. gastrocnemius, der ebenfalls komplett denerviert ist.

Bei einer erneuten stationären Behandlung in der Neurologischen Klinik 4 Jahre nach Abschluß der Strahlenbehandlung besteht zusätzlich zu den geschilderten Symptomen eine Harninkontinenz und Obstipation. Es haben sich inzwischen vegetative Veränderungen der Beine in Form von Ödemneigung und zyanotischen Indurationen entwickelt. Der Patient gibt jetzt eine Hypästhesie und Hypalgesie ohne scharfe obere Grenze an, unterhalb L 3 besteht eine Analgesie. Der Patient wird mit einem Rollstuhl versorgt und in einem Querschnittszentrum weiter betreut.

3 Jahre später ist bei dem Patienten, der Rollstuhlfahrer ist und als Fernmelder arbeitet, ein motorisch, sensibel und vegetativ komplettes Querschnittssyndrom unterhalb D 12 mit Blasen- und Mastdarmlähmung nachweisbar. Es besteht unverändert eine schlaffe Paraparalyse der Beine bei fehlenden Beineigenreflexen und negativer Babinski-Gruppe.

Bei einer ambulanten neurologischen Kontrolluntersuchung 10 Jahre nach Abschluß der Strahlenbehandlung gibt der Patient an, daß sich die Gefühlsstörung gebessert habe.

Die neurologische Untersuchung ergibt jetzt eine schlaffe Paraparalyse der Beine mit fehlenden Beineigenreflexen. Mäßiggradige Atrophie vornehmlich der Gluteal- und Unterschenkelmuskulatur, gering ausgeprägte trophische Störungen. Sensibles Niveau in Höhe L 1; ab L 3 beidseits Anästhesie und Analgesie, Kremaster- und Analreflexe fehlen. Blasen- und Mastdarmlähmung.

2.4.2 Latenzzeiten und Bestrahlungsbedingungen bei lumbosakralen Strahlenfolgen

Der Zeitraum zwischen Abschluß der Strahlentherapie und dem ersten Auftreten neurologischer Symptome war bei den lumbosakralen Strahlenfolgen mit einem Medianwert von 33 Monaten deutlich länger als bei der Strahlenmyelopathie vom spastisch-dissoziierten Typ. Wie Abb. 10 zeigt, weisen die Latenzwerte eine erhebliche Streuung auf ($\bar{x} \pm sx = 36{,}1 \pm 31{,}2$ Monate). Während 5 Patienten Latenzwerte bis zu 13 Monaten boten und damit der thorakalen Strahlenmyelopathie vergleichbar waren, zeigten 5 andere Patienten Latenzwerte von über 4 Jahren; eine solch lange Latenzzeit fanden wir thorakal nur einmal. Das Alter der Kranken mit einer Latenz unter 14 Monaten bei lumbosakralen Strahlenfolgen betrug im Median 30 Jahre, die nominale Standarddosis für die Rückenmarksstrahlenbelastung lag im Median bei 1433 ret. Trat die neurologische Symptomatik erst nach mehr als 30 Monaten auf, waren die entsprechenden Werte 36 Lebensjahre bzw. 1183 ret. Im Wilcoxon-Test sind die Differenzen – möglicherweise aufgrund der kleinen Fallzahl – nicht signifikant. Auch die Regressionsanalyse zeigte keine lineare Beziehung zwischen Strahlendosis und Latenz bzw. zwischen Lebensalter der Patienten und Latenz (vgl. Tabelle 9). Die Tumordiagnose hatte ebenfalls keinen Einfluß auf die Latenzzeit.

Aufgrund der langen zeitlichen Distanz zwischen Auftreten des rein motorischen Syndroms und dem Hinzutreten von Sensibilitätsstörung bzw. Conussymptomen ergeben sich sehr hohe Latenzwerte für das Intervall zwischen Ende der Strahlentherapie und neurologischem Vollbild. Die Latenz 2 betrug bei den lumbosakralen Strahlenfolgen im Median 62,5 Monate ($70{,}2 \pm 44$ Monate). Sowohl die Latenzzeit 1 als auch die Latenzzeit 2 sind bei den lumbosakralen Bestrahlungsfolgen wesentlich länger als bei der thorakalen Strahlenmyelopathie. Diese Differenzen sind im t-Test nach Student hoch signifikant: Latenz 1 thorakal $13{,}9 \pm 13{,}7$ Monate, lumbosakral $36{,}1 \pm 31{,}3$ Monate, $p < 0{,}01$; Latenz 2 thorakal $20{,}6 \pm 15{,}8$ Monate, lumbosakral $70{,}2 \pm 44{,}0$ Monate, $p < 0{,}001$.

Die Medianwerte der für den lumbalen Spinalkanal errechneten Strahlenbelastung lagen mit 43 Gy ($46{,}2 \pm 10{,}8$) und 1278 ret (1347 ± 336) unter den Durchschnittswerten für die thorakale Strahlenmyelopathie. Für die Differenz ergibt sich im t-Test eine Irrtumswahrscheinlichkeit von unter 10%. Die Rückenmarksdosis liegt bei der Mehrzahl unserer Patienten unter der 1954 von Friedman genannten lumbalen Toleranzdosis von 5000 R in 50 Tagen, die Hälfte der Patienten bleibt auch unter der von Maier et al. (1969) vorgeschlagenen lumbalen Toleranzdosis von 1300 ret. Die Verhältnisse in bezug auf die klassischen Toleranzgrenzen von Boden (1948) und Pallis et al. (1961) ergeben sich aus Abb. 12.

Ein Zusammenhang zwischen Rückenmarksstrahlenbelastung und Schweregrad der klinischen Ausfälle ließ sich nicht sicher darstellen. Zwar ist der Patient mit der extrem hohen Strahlenbelastung von 2273 ret (Patient 33, Tabelle 8) durch ein schweres Caudasyndrom deutlich behindert, doch trat die Conussymptomatik jeweils nach relativ niedrigen Dosen von 1176 bzw. 1299 ret auf. Diejenigen Kranken, welche aufgrund ihrer neurologischen Ausfallserscheinungen an den Rollstuhl gefesselt waren, zeigten für die Strahlenbelastung einen Medianwert von 49,2 Gy, während die restlichen Patienten eine Dosis von 38 Gy erhalten hatten. Diese Differenz ist im Wilcoxon-Test allenfalls wahrscheinlich ($p < 0{,}15$). Die Länge der Bestrahlungsfelder im Lumbosakralbereich variierte von $16-27$ cm mit einem Medianwert von 18 cm ($18{,}9 \pm 2{,}9$ cm). Bei allen Patienten, die nach Operation eines Hodentumors bestrahlt wurden, lag aufgrund der Feldlänge der gesamte lumbale Spinalkanal einschließlich des thorakolumbalen Übergangs im Einstrahlungsbereich. Lediglich bei den Patientinnen, welche wegen eines Malignoms des weiblichen Genitale bestrahlt wurden, reichte das Bestrahlungsfeld nur bis in Höhe des 2. oder 3. Lendenwirbelkörpers. Bei 4 Patienten wurde neben dem lumbosakralen Rückenmark auch das thorakale oder zervikale Rückenmark bei einer Strahlentherapie von Metastasen mitbelastet. Diese 4 Kranken sind es, die eine besonders kurze Latenz von bis zu 1 Jahr bis zur Manifestation der lumbosakralen Strahlenfolgen haben, so daß hier die in der Latenzzeit oder simultan erfolgte Bestrahlung an anderer Stelle möglicherweise zu einer Verkürzung der Latenz geführt hat. Die Einzeldosen spielten weder im Hinblick auf die Latenzzeit noch auf den Schweregrad der klinischen Ausfälle eine Rolle.

Auch für den weiteren Verlauf nach Auftreten der lumbosakralen Strahlenfolgen war die verabreichte Strahlendosis ohne Relevanz. Anders als bei der Strahlenmyelopathie vom spastisch-dissoziierten Typ überlebten alle Patienten, wobei die durchschnittliche Nachbeobachtungszeit über 5 Jahre betrug. Lediglich 1 Kranker starb 2 1/2 Jahre nach Auftreten der neurologischen Ausfälle an den Folgen einer Fettembolie bei Autounfall — unabhängig von seinem Tumorleiden und der Strahlentherapie. Aufgrund des langen Nachbeobachtungszeitraums von bis zu 10 Jahren nach Auftreten der Strahlenfolgen ist bei der Mehrzahl der Kranken von einer Heilung des zugrundeliegenden Tumorleidens durch die erfolgte Strahlentherapie auszugehen. Obwohl auch bei lumbosakralen Strahlenfolgen teilweise deutliche Ausfallserscheinungen vorliegen, sind die Kranken im täglichen Leben weniger beeinträchtigt als bei der Strahlenmyelopathie vom spastisch-dissoziierten Typ. Drei Patienten sind auf den Rollstuhl angewiesen, zwei mit Gehapparat gehfähig, die restlichen mit Hilfe von orthopädischen Geräten weitgehend selbständig (vgl. Tabelle 11).

2.4.3 Ergebnisse von Zusatzuntersuchungen bei lumbosakralen Strahlenfolgen

Gefäßrisikofaktoren wiesen lediglich 2 Patientinnen aus der Gruppe der 12 lumbosakralen Bestrahlungsfolgen auf; sie spielten weder im Hinblick auf die Latenzzeit noch in bezug auf den Schweregrad der klinischen Ausfälle eine Rolle. Zytostatika erhielt keiner der Patienten in dieser Gruppe.

Bei 8 Patienten (66,7%) wurde eine Myelographie durchgeführt; in allen Fällen wurde ein unauffälliger Befund erhoben. Bei 2 Kranken ergab ein Computertomogramm der Wirbelsäule einen regelrechten Befund, bei 1 Patientin war die Kernspintomographie des Rückenmarks unauffällig. Nur von Patient 42 liegt lediglich der unauffällige Liquorbefund mit regelrechtem Queckenstedt-Versuch und unauffälliger Röntgennativdiagnostik vor. Bei diesem Patienten konnte der Krankheitsverlauf über 8 Jahre verfolgt werden, so daß aufgrund der Langzeitbeobachtung Metastasen des zugrundeliegenden Tumors auszuschließen sind. Mit Ausnahme der 1 Patientin, die im NMR untersucht wurde, liegen von allen Kranken Liquorbefunde vor. Eine Pleozytose war in keinem Fall nachweisbar, bei 5 Kranken bestand eine Proteinerhöhung zwischen 67 und 108 mg% (Median: 70 mg%). Eine intrathekale IgG-Produktion wurde in keinem Fall nachgewiesen; sämtliche Liquores wurden während einer akuten Verschlechterungsphase der neurologischen Ausfälle entnommen. Beim Vergleich der 5 Patienten mit erhöhtem Liquorprotein mit dem Restkollektiv zeigte sich für die Kranken mit positivem Liquorbefund mit einem Medianwert von 40 Gy bzw. 1183 ret keine höhere Strahlenbelastung als beim Restkollektiv. Das Lebensalter hingegen war in dieser Gruppe mit 26 Jahren im Median deutlich niedriger als das der restlichen Kranken mit 54,5 Jahren. Diese Differenz zeigt im Wilcoxon-Test eine Irrtumswahrscheinlichkeit von unter 6% ($p < 0,06$). Das Elektromyogramm zeigte floride neurogene Veränderungen in den betroffenen Myotomen, gelegentlich ließ sich auch in klinisch noch nicht betroffenen Muskeln ein neurogenes Muster nachweisen. Bei 7 entsprechend untersuchten Kranken fand sich auch eine floride Denervierung in der paravertebralen Muskulatur in Segmenthöhe.

3 Ergebnisse für das Gesamtkollektiv

Bei 16 unserer Patienten mit Strahlenfolgen wurde die Strahlentherapie nicht nur in einem Rückenmarksabschnitt, sondern in mehreren Höhenlokalisationen durchgeführt. Überwiegend handelt es sich hierbei um Kranke mit einem M. Hodgkin ($n = 11$), bei denen durch die Technik der Mantelfeldbestrahlung von vorneherein zervikales und thorakales Rückenmark im Einstrahlungsbereich liegen; bei 3 Patienten erfolgte zusätzlich auch eine Bestrahlung der paraortalen Lymphknoten. Bei dem Patienten mit einem Germinom wurden ebenfalls mediastinale und paraortale Lymphknotenstationen bestrahlt, bei den anderen Kranken handelte es sich jeweils um thorakal oder abdominal lokalisierte Metastasen, die neben der Strahlentherapie des Primärtumors ein weiteres Bestrahlungsfeld erforderlich machten. In Tabelle 12 sind die Bestrahlungsdaten und die klinischen Angaben für diese Patientengruppe zusammengestellt, wobei die für die neurologische Symptomatik verantwortliche Strahlendosis hervorgehoben ist. Bei einer Reihe von Kranken zeigte sich, daß – wie zu erwarten – sich die neurologische Symptomatik dort entwickelte, wo die höhere Rückenmarksstrahlenbelastung erfolgt war. Bei 50% der mehrfach bestrahlten Patienten aber kam es zum Auftreten von Strahlenfolgen in einem Rückenmarksabschnitt, der eine *geringere* Strahlenbelastung als darüber oder darunter liegende Bereiche erhalten hatte. Es handelt sich jeweils um 4 Kranke mit einer thorakalen Strahlenmyelopathie und um 4 Fälle lumbosakraler Strahlenfolgen. Bei den 4 Kranken, die eine thorakale Strahlenmyelopathie entwickelten, war jeweils eine höhere Strahlenbelastung des Zervikalmarks zu errechnen, wobei die Differenz bis zu 15 Gy bzw. 539 ret betrug. Drei der Kranken hatten die neurologischen Ausfälle in Höhe des Vasodefizienzbereichs D 4/D 5, bei Patient 12 mit einer Differenz der Strahlenbelastung lediglich der Dosis in Gy bei identischer ret-Zahl lagen die Ausfallserscheinungen in Höhe D 12. Von den 5 Patienten mit lumbosakralen Strahlenfolgen, die in mehreren Lokalisationen bestrahlt wurden, hatten 3 Kranke thorakal und 1 Patient zervikal und thorakal eine höhere Strahlendosis erhalten. Bei Patient 36 hatte die thorakale Rückenmarksstrahlenbelastung sogar 29 Gy bzw. 900 ret höher gelegen als im Lumbosakralbereich, wo sich die Strahlenfolgen manifestierten. In der Regel zeigten diese Kranken im Vergleich zum Restkollektiv kürzere Latenzzeiten für die Entstehung der Strahlenfolgen.

Eine Überlappung von Strahlenfeldern, die eine einfache Erklärung für die Dosisdiskrepanz darstellen könnte, lag aufgrund der Rekonstruktionen von Bestrahlungsplänen und Dosisverteilungen in keinem Falle vor. Vielmehr muß aufgrund dieser Befunde eine regional vermehrte Strahlenempfindlichkeit des Rückenmarks postuliert werden, und zwar zum einen im oberen Thorakalmark etwa bei D 4, zum anderen unterhalb des thorakolumbalen Übergangsbereichs, vornehmlich in Höhe des Conus medullaris und darunter. Daneben könnte die Feldlänge eine Rolle gespielt haben, denn das Volumen des bestrahlten Rückenmarks war jeweils dort am größten, wo sich nachfolgend neurologische Ausfälle manifestierten. Bei einer Reihe von Patienten wurde offensichtlich eine höhere Strahlendosis, die auf kleinere Felder appliziert wurde, besser toleriert, als eine niedrigere Strahlendosis bei größerer Ausdehnung des Bestrahlungsfeldes.

Tabelle 12. Patienten mit Strahlenbelastung mehrerer Rückenmarksabschnitte (der klinisch betroffene Abschnitt ist mit Fettdruck hervorgehoben)

Patient Nr.		2	3	10	11	12	15	19	20	21	22	24	29	36	37	38	41
Zervi-	Gy	45	50,0	40	47,5	67,1	56,0	47,5	40	42,7	48,5	49,5	38,2	0	0	0	0
kal	ret	1261	1553	1421	1519	1700	1687	1510	k.A.	1259	1299	1288	1140	0	0	0	0
	cm	10	10	10	12	10	13	10	12	12	10	8	12	0	0	0	0
Thora-	Gy	**54**	**35**	**66**	**60,0**	**62**	k.A.	**50,5**	**46,2**	**36,8**	**50,4**	**46**	**66,7**	79,1	34,2	61,2	34
kal	ret	**1390**	**1014**	**1246**	**1657**	**1700**		**1639**	**1350**	**1024**	**1420**	**1223**	**1760**	2394	1174	1660	1141
	cm	**16**	**20**	**14**	**14**	**14**		**16**	**14**	**14**	**16**	**16**	**14**	10	18	12	16
Lumbo-	Gy	0	0	0	0	52	**49,5**	0	40	0	35	0	0	**50,4**	**32,4**	**60**	**49,2**
sakral	ret	0	0	0	0	1557	**1398**	0	1350	0	1404	0	0	**1429**	**1024**	**1433**	**1495**
	cm	0	0	0	0	18	**18**	0	15	0	14	0	0	**18**	**27**	**16**	**18**
Kli-	Lok.	D4	D4	D3	D8	D12	L1	D4	D6	D4	D4	D5	D5	lumbal	lumbal	lumbal	lumbal
nisch.	Klinik	tv	tv	BS	BS	BS	tv	Sa	tv	tv	itv	itv	tv	schlaff	schlaff	schlaff	schlaff
Anga-	Latenz	17,5	9	6	8	36	8	8	5	7	7	14	8	62	12	5	5
ben	Tumor	Hodg-kin	Hodg-kin	Hodg-kin	Hodg-kin	Hodg-kin	Mam-ma (oss. Met.)	Hodg-kin	Hodg-kin	Hodg-kin	Hodg-kin	Hodg-kin	Hodg-kin	Hoden	Germi-nom	Uterus	Ovar

k.A. = keine Angaben; *Lok.* = Höhenlokalisation; *tv, BS, Sa, itv* vgl. Tabelle 8

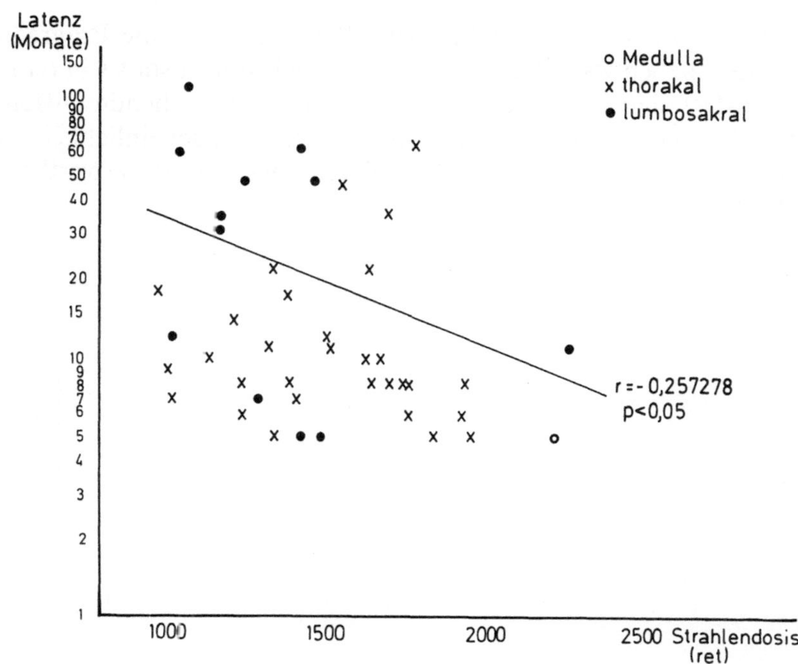

Abb. 17. Beziehung zwischen Rückenmarksstrahlendosis (ret) und Latenzzeit (Monate) bei 43 Patienten mit Strahlenfolgen des Rückenmarks

In Ergänzung zu der Auswertung der drei höhenlokalisatorisch unterscheidbaren Strahlenfolgen führten wir für das Gesamtkollektiv eine Regressionsanalyse zur Überprüfung möglicher Zusammenhänge zwischen Rückenmarksstrahlendosis, Lebensalter und Latenzzeit durch. Hierbei ergab sich zwischen Zeitdauer der Latenz und Rückenmarksdosis in Gy eine wahrscheinliche negative lineare Beziehung ($p < 0,1$), für die Rückenmarksdosis in ret eine signifikante negative Abhängigkeit ($p < 0,05$, Tabelle 9). In Abb. 17 ist die Regressionsgerade für die Strahlendosis in ret wiedergegeben. Im Gegensatz zu dem signifikanten Ergebnis bei der thorakalen Strahlenmyelopathie konnte für das Gesamtkollektiv eine Abhängigkeit der Latenz vom Lebensalter der Patienten nicht gezeigt werden. Dies dürfte in erster Linie auf die hohe Streuung sowohl der Latenzwerte als auch des Lebensalters bei den lumbosakralen Strahlenfolgen zurückzuführen sein. Ergänzend überprüften wir für das Gesamtkollektiv von 43 Patienten, ob der Schweregrad der neurologischen Ausfälle von der applizierten Strahlendosis abhängt. Es zeigte sich, daß die Kranken mit einem Transversalsyndrom in unterschiedlicher Höhe ($n = 29$) im Median eine Strahlenbelastung von 1495 ret aufwiesen, gegenüber 1246 ret bei Patienten mit partiellen neurologischen Ausfällen ($n = 11$). Hierbei wurden in der Gruppe der thorakalen Strahlenmyelopathien jene 3 Fälle nicht berücksichtigt, bei denen bei kurzer Überlebenszeit eine Progredienz nicht auszuschließen war. Die Differenz der Rückenmarksdosis in ret ist im Wilcoxon-Test signifikant ($p < 0{,}025$); für die entsprechende Differenz in Gy (50,5 Gy gegenüber 42 Gy) liegt die Irrtumswahrscheinlichkeit unter 10%. Die Feldlänge (18 cm gegenüber 16 cm) zeigte keine verwertbaren Unterschiede).

III Diskussion

1 Klinisches Bild und Differentialdiagnose

Im Schrifttum stammt die größte von einer Autorengruppe mitgeteilte Zahl von Rückenmarksstrahlenfolgen aus Frankreich mit 27 Fällen (Combes et al. 1975). Sowohl für die spastisch-dissoziierte Form der Strahlenmyelopathie als auch für die lumbosakralen Strahlenfolgen enthält die vorliegende Arbeit die größte Fallzahl, so daß unsere Patienten als repräsentativ für das Krankheitsbild gelten können. Die von Pallis et al. (1961) bzw. von Reagan et al. (1968) formulierten Forderungen für die klinische Diagnose einer Strahlenmyelopathie wurden von unseren Patienten erfüllt: In allen Fällen war das Rückenmark bei der Strahlentherapie eines extraspinalen Tumors in das Strahlenfeld miteinbezogen, die wesentlichen neurologischen Ausfälle ließen sich höhenlokalisatorisch auf den mitbestrahlten Rückenmarksanteil beziehen, und andere spinale Erkrankungen, die die neurologische Symptomatik hätten erklären können, wurden ausgeschlossen. Die wesentlichste Differentialdiagnose, nämlich Absiedlungen des Tumors, wegen dem die Strahlentherapie durchgeführt wurde, scheiden aufgrund der durchgeführten neuroradiologischen Diagnostik aus. Eine paraneoplastische Myelopathie, die vor allem bei Malignomen des Magen-Darm-Trakts und der Lunge beschrieben wird, galt es bei den beiden Patienten mit Ösophaguskarzinom und bei dem einen Kranken mit Bronchialkarzinom auszuschließen. Bei allen diesen Kranken sind die neurologischen Ausfälle vom spastisch-dissoziierten Typ und lokalisatorisch exakt auf das Bestrahlungsfeld zu beziehen; der Eintritt der Symptomatik ist sakkadierend progredient, bei 2 der Patienten resultierte ein klassisches Brown-Séquard-Syndrom. Die für eine paraneoplastische Myelopathie typischen Symptome der spinalen Ataxie bei Tiefensensibilitätsstörung sowie bulbäre oder zerebelläre Symptome fehlen völlig. Da die nekrotisierende paraneoplastische Myelopathie in der Regel plötzlich mit einer akuten Querschnittssymptomatik in Erscheinung tritt (Mancall u. Rosales 1964; Jerusalem 1972), ist auch aufgrund des Verlaufs dieses Krankheitsbild auszuschließen. Selten wird auch nach Malignomen der Mamma eine solche eher subakut verlaufende Myelopathie beschrieben (Sieben et al. 1981) — doch fehlten auch bei unseren Patienten mit Mammakarzinom die typischen Verlaufseigenheiten und klinischen Symptome.

Entzündliche Rückenmarkserkrankungen galt es vor allem dort auszuschließen, wo der Liquor einen pathologischen Befund erbrachte. Eine multiple Sklerose kam aufgrund der klinischen Symptomatik praktisch bei keinem unserer Patienten in Frage, oligoklonale Banden oder eine intrathekale IgG-Produktion waren nie nachweisbar. Die virologische Liquor- und Serumdiagnostik war stets unauffällig, so daß auch eine virale Myelitis ausscheidet. Bei jenen Patienten, die während der Latenzzeit in Segmenthöhe der späteren neurologischen Ausfälle an einem Zoster segmentalis erkrankten, ist eine Zostermyelitis aufgrund des langen Intervalls zwischen Gürtelrose und neurologischen Symptomen äußerst unwahrscheinlich; in der Regel treten nämlich die Symptome der Myelitis gleichzeitig oder wenige Tage nach den Hauteffloreszenzen auf (Whiteley et al. 1979; Muder et al. 1983). Im Schrifttum liegt eine Reihe von Mitteilungen mit einer Pleozytose bei postmortal neuropathologisch bestätigter Strahlenmyelopathie vor (Seitz u. Kalm 1961; Held et al. 1964), so daß dieser Befund als Ausdruck einer Reizpleozytose zu deuten ist.

Die wesentlich selteneren differentialdiagnostisch in Erwägung zu ziehenden Krankheitsbilder der angiodysgenetischen Myelomalazie Foix-Alajouanine (1926, Frank et al. 1962) und der progressiven multifokalen Leukoenzephalopathie bei M. Hodgkin (Thar u. Million 1980) sind aufgrund des unauffälligen myelographischen Befundes und der fehlenden zerebralen Herdsymptome auszuschließen. Eine intrathekale Zytostatikabehandlung, die zu einer toxischen Myelopathie hätte führen können (Douglas et al. 1981), war bei keinem unserer Kranken erfolgt. Eine Syringomyelie lag bei Patientin 26 vor; im Verlauf ließen sich die Symptome der Strahlenmyelopathie jedoch höhenlokalisatorisch, klinisch und vor allem in der Verlaufsdynamik klar abgrenzen.

Obwohl nicht alle Autoren die Strahlenfolgen des verlängerten Markes zur Gruppe der Strahlenmyelopathien rechnen, diskutieren wir unseren einen Fall unter dem Begriff Strahlenmyelopathie mit, da Symptome von seiten der Medulla oblongata sehr häufig bei zervikaler Strahlenmyelopathie zu finden sind (vgl. Tabelle 5). Bei unserer Kranken lag ein Alternanssyndrom vor, welches dem klinischen Bild des Wallenberg-Syndroms initial praktisch gleichkam. Eine entsprechende Symptomatik wird auch von anderen Autoren beschrieben (Holdorff u. Schiffter 1971; Hung 1968) und scheint somit typisch für Strahlenfolgen in dieser Höhenlokalisation zu sein. Zu unserem Fall liegt eine ausführliche Kasuistik vor (Volk et al. 1972).

Leitsymptome der 30 Patienten mit thorakaler Strahlenmyelopathie waren Pyramidenbahnschädigung und Läsion des Tractus spinothalamicus. Mit einem typischen sakkadierenden Auftreten kam es zu einer klinischen Symptomatik, die entweder weitgehend der Läsion einer Rückenmarkshälfte, einem Brown-Séquard-Syndrom, der Symptomatik bei Ver-

schluß der vorderen Spinalarterie, dem Spinalis-anterior-Syndrom, oder
der kompletten Rückenmarkserweichung, einem Transversalsyndrom, entsprach. Das klinische Syndrom ließ sich bei allen unseren Patienten im
Verlauf einem dieser drei Bilder zuordnen. Während das Brown-Séquard-Syndrom und das Transversalsyndrom auch von praktisch allen anderen Autoren, die sich mit der zervikalen und thorakalen Strahlenmyelopathie befassen, beschrieben wird, hatte auf die dem Spinalis-anterior-Syndrom entsprechende Symptomatik als einziger Gänshirt 1975 aufmerksam gemacht. Doch fanden wir bei Durchsicht der Kasuistiken der
Weltliteratur eine Reihe weiterer Fallbeschreibungen, die im klinischen
Bild einem Spinalis-anterior-Syndrom mehr oder weniger gleichkommen
(vgl. Tabelle 5). Im allgemeinen ist die Symptomatik der spastisch-dissoziierten Strahlenmyelopathie progredient, wobei das Brown-Séquard-Syndrom als leichteste und das Transversalsyndrom als schwerste Manifestation anzusehen ist. An einzelnen Patienten konnten wir demonstrieren,
daß die Symptomatik vom Brown-Séquard-Syndrom über das Spinalis-anterior-Syndrom bis zum Transversalsyndrom fortschreitet. Auf jeder Stufe
kann das Krankheitsbild stehenbleiben; wie der weitere Verlauf ist, läßt
sich nicht absehen. In Übereinstimmung mit der Weltliteratur war bei unseren Kranken in der Regel nach 12 Monaten das endgültige Zustandsbild
erreicht.

Die Initialsymptome bestanden bei der Mehrzahl unserer Kranken in
Reizerscheinungen in Form von brennenden Schmerzen und/oder Kälteparästhesien. Dies stimmt mit den Beobachtungen anderer Autoren überein (Ahlbom 1941; Alajouanine et al. 1961; Boden 1948; Castaigne et al.
1970; Coy et al. 1969; Fröscher 1976; Hori et al. 1973; Jellinger u. Sturm
1971; Pallis et al. 1961; Palmer 1972; Reagan et al. 1968; Solheim 1971;
Vaeth 1964). Bei 2 Patienten trat wenige Wochen nach der Strahlenbehandlung ein Lhermitte-Zeichen auf, wie es von Jones (1964) als typisch
für die sog. transitorische Strahlenmyelopathie herausgearbeitet wurde.
Diese beiden Fälle belegen, daß das Auftreten von Reizsymptomen im Sinne eines Lhermitte-Zeichens nach einer Strahlenbehandlung keineswegs
die spätere Manifestation einer Strahlenmyelopathie ausschließt. Bei
Durchsicht der Literatur finden sich entsprechende Symptome in der Latenzzeit auch bei anderen Autoren (Castaigne et al. 1970; Dynes 1960: 2
Fälle; Fishman 1975: 6 Fälle; Petersen 1979).

Lokalisatorisch entwickelt sich die motorische Symptomatik bei der
Strahlenmyelopathie vom spastisch-dissoziierten Typ von kaudal nach kranial in Form einer aufsteigenden zentralen ipsilateralen Parese oder ipsila-
teral betonten Paraparese; bei praktisch allen Kranken ist zumindest vorübergehend eine kontralateral betonte dissoziierte Sensibilitätsstörung
nachzuweisen. Topographisch handelt es sich somit um einen Prozeß, der
bevorzugt Pyramidenbahn und Tractus spinothalamicus zunächst auf ei-

ner Seite betrifft, und nachfolgend auf die vorderen und seitlichen Anteile der anderen Rückenmarkshälfte übergreift. Schließlich resultiert eine segmentale Läsion des Rückenmarksquerschnitts. Auch unter Berücksichtigung des stotternden Verlaufs ist diese Klinik typisch für spinale Zirkulationsstörungen im Versorgungsgebiet von A. sulcocommissuralis, A. spinalis anterior und der Vasocorona in Segmenthöhe.

Aufgrund des alternierenden Astabganges aus der vorderen Spinalarterie paßt auch die bei vielen Kranken bestehende Stufenbildung in der Segmenthöhe der neurologischen Ausfälle gut in das Bild eines Gefäßsyndroms. Bei unseren 30 Patienten findet sich eine auffallende Häufung der klinischen Ausfälle in Höhe des Segments D 4 bzw. der benachbarten Segmente des oberen Brustmarks. Da in allen Fällen das gesamte thorakale Rückenmark bestrahlt wurde, liegt es nahe zu fragen, ob anatomische Gründe hier eine Rolle spielen. Bereits 1954 hatte Zülch auf die klinische Bedeutung der bei unseren Patienten betroffenen Region als kritisches Gebiet der Gefäßversorgung im Grenzbereich von Vasoafferenzbezirken hingewiesen. Vor allem in der Neurotraumatologie spielt der Vasodefizienzbezirk im oberen Brustmark eine wichtige Rolle, da sich nach zervikalen Traumata eine ischämische Läsion in diesem Bereich einstellen kann. Aufgrund der deutlichen segmentalen Häufung in unserem Krankengut sahen wir die Weltliteratur im Hinblick auf die Segmenthöhe durch. In 88 Fällen lagen entsprechende Angaben bei den Kasuistiken vor (vgl. Tabelle 5); auch hier mit deutlicher Bevorzugung der oberen Brustmarkshälfte mit segmentaler Häufung bei D 4 (vgl. Abb. 1). Auch wenn diejenigen Fälle, bei denen die neurologische Symptomatik in den oberen Thorakalsegmenten nach vermutlich zervikaler Schädigung auftraten (Castaigne et al. 1970; Okeda 1971), weggelassen werden, bleibt die Bevorzugung dieser Region bestehen. Anderen Autoren war diese Betonung des oberen Brustmarkes bei der Strahlenmyelopathie vom spastisch-dissoziierten Typ ebenfalls aufgefallen. Thar u. Million (1980) führten dieses Phänomen bei ihren neurologischen Patienten nach einer Mantelfeldbestrahlung bei Lymphogranulomatose darauf zurück, daß suprasternal das Rückenmark nur 6–8 cm von der Hautoberfläche entfernt liegt (Brinkley u. Masters 1967) und somit hier bei dieser Bestrahlungstechnik die höchste Dosis das Myelon erreicht. Andere Autoren dagegen (Coy et al. 1969; Combes et al. 1975) vermuteten bereits einen Zusammenhang mit den anatomischen Gegebenheiten durch besondere Ischämiegefährdung im sog. Wasserscheidengebiet. Diese Hypothese gewinnt an Wahrscheinlichkeit, wenn bedacht wird, daß bei ganz unterschiedlichen Tumorarten mit entsprechend verschiedener Bestrahlungstechnik dieselbe segmentale Betonung auftritt. Besonders bemerkenswert ist in diesem Zusammenhang unsere Beobachtung, daß bei unseren Patienten die Rückenmarksstrahlendosis im Bereich des oberen Brustmarkes signifikant *niedriger* als in Höhe der restlichen

Segmente war. Dies bedeutet, daß offensichtlich dieser Region eine besondere Gefährdung im Hinblick auf eine Strahlenmyelopathie auch bei noch niedrigeren Strahlendosen zukommt.

Das klinische Bild der lumbosakralen Strahlenfolgen unterscheidet sich deutlich von der Strahlenmyelopathie vom spastisch-dissoziierten Typ. Bei unseren 12 Patienten mit Strahlenfolgen im Lumbosakralbereich wird das klinische Bild zunächst durch eine rein motorische asymmetrische schlaffe Paraparese der Beine bestimmt, wobei bevorzugt das Myotom L 5 betroffen ist. Dies führt zu einem charakteristischen initialen klinischen Bild mit Steppergang und Schwäche der Hüftmuskulatur. Zwischen proximaler und distaler Parese besteht dabei sozusagen ein Hiatus mit intakter Motorik, wie dies auch im Schrifttum beschrieben wird (Greenfield u. Stark 1948; Kristensen et al. 1977; Maier et al. 1969; Schiødt u. Kristensen 1978). Im Verlaufe von Monaten bis Jahren tritt bei der Mehrzahl der Patienten eine Sensibilitätsstörung auf, die häufig zunächst dissoziiert ist. Entsprechende Befunde fanden wir bei Durchsicht der Weltliteratur nicht. Dies könnte daran liegen, daß der Nachbeobachtungszeitraum bei der Mehrzahl der mitgeteilten Kasuistiken zu kurz ist. Lediglich Schiødt u. Kristensen (1978) sahen bei 2 ihrer 5 Patienten bei einer entsprechend langen Nachbeobachtungszeit von 6 bzw. 8 1/2 Jahren auch sensible Störungen; es fehlen hier allerdings genaue Angaben zu den betroffenen sensiblen Qualitäten und zur segmentalen Verteilung. Ein möglicher weiterer Grund für das Fehlen entsprechender Angaben im Schrifttum könnte sein, daß eine segmentale dissoziierte Sensibilitätsstörung häufig vom Patienten selbst nicht bemerkt und vom Untersucher nur bei gründlicher neurologischer Diagnostik gefunden wird.

Bei 2 unserer Patienten kam es im Verlauf von Jahren zum Auftreten von Symptomen, die auf eine Conusläsion zurückzuführen sind. Ist schon die dissoziierte Sensibilitätsstörung ein Symptom, das schwerlich auf eine Schädigung des Plexus lumbosacralis oder einzelner Caudawurzeln zurückzuführen ist, zeigt die Conusläsion sicher an, daß der Ort der Schädigung hier offensichtlich im kaudalsten Abschnitt des Rückenmarkes zu suchen ist (Berlit 1985). Unsere Befunde sprechen damit für die zuerst von Greenfield u. Stark (1948) vertretene These, daß der Läsionsort bei der von ihnen sog. „amyotrophischen" Form der Strahlenmyelopathie in den Vorderhornzellen des Lumbalmarkes liegt. Diese Lokalisation der Schädigung, welche auch Friedman (1954) und Maier et al. (1969) annahmen, wurde später von Holdorff (1978) und Feudell (1979) in Frage gestellt. Diese beiden Autoren gingen vielmehr von der Annahme einer Schädigung des bzw. der Plexus lumbosacrales aus. Abgesehen von den klinischen Befunden der dissoziierten Sensibilitätsstörung und des Conussyndroms bei einigen Patienten macht bereits die Beidseitigkeit der neurologischen Ausfälle unseres Erachtens eine Läsion von Kaudaanteilen wahrscheinlicher als eine beidseitige Plexusschädigung. Die Latenzzeit peripherer Nervenläsionen nach Strahlentherapie ist sowohl im Bereich des Armplexus als auch des Plexus lumbosacralis länger als bei unseren Patienten. Während Spiess (1972) bei 31 Fällen von Strahlenfolgen des Armplexus eine durchschnittliche Latenz von 4 Jahren ermittelte, scheint diese lumbosakral noch höher zu liegen (Aho u. Sainio 1983). Bei Plexusschädigungen sind sensible Störungen meist das erste Symptom; eine rein motorische Lähmung, wie sie in unserem Krankengut zunächst vorlag, ist ungewöhnlich. Schließlich fehlen bei unseren Kranken die für Plexusläsionen typischen vegetativen Begleitsymptome, insbesondere aber auch die häufig anzutreffenden oft heftigen Schmerzen (Spiess 1972). Die von unseren Patienten geklagten Beschwerden entsprachen vielmehr den brennenden, gelegentlich auch mehr elektrisierenden Schmerzen und Kälteparästhesien der spastisch-dissoziierten Strahlenmyelopathie. Schließlich spricht die bei einigen unserer Kranken durchgeführte elektromyographische Diagnostik mit Nachweis florider Denervierung in der paravertebralen Muskulatur in Höhe des betroffenen Segments für eine Läsion innerhalb des Spinalkanals. Insgesamt nehmen wir aufgrund unserer Befunde an, daß bei den Patienten, die im Verlauf eine dissoziierte Sensibilitätsstörung entwickeln, der Ort der Schädigung in Höhe des 1. Lendenwirbelkörpers entsprechend dem untersten Abschnitt des Rückenmarkes liegt. Diese Läsionshöhe steht außer Frage, wenn eine Conusläsion auftritt. Neben dieser eigentlichen *lumbalen Strahlenmyelopathie* gibt es aber offensichtlich auch eine strahlenbedingte Kaudaläsion. So ist bei den beiden Patientinnen, deren neurologische Symptomatik im Myotom L 4 mit bereits initial bestehender Hypästhesie auftrat, eine Kaudaläsion aufgrund des Bestrahlungsfeldes mit oberer Begrenzung in Höhe des 3. Lendenwirbelkörpers anzunehmen. Bei einer anderen Patientin, deren Kasuistik in der vorliegenden Arbeit nicht enthalten ist, konnten wir eine strahlenbedingte Kaudaläsion nach Radiatio von LWK-Metastasen eines Mammakarzinoms neuropathologisch belegen (Berlit u. Schwechheimer 1987).

Bei ischämischen Rückenmarksläsionen im Lumbosakralbereich ist bevorzugt die graue Substanz in Höhe des Conus medullaris betroffen, wobei die Myelomalazie nach gelegentlich auftretenden brennenden Schmerzen zu einer schlaffen Paraparese der Beine ohne sensible Ausfälle führen kann (Herrick u. Mills 1971). Dieses klinische Bild bei ischämischen Läsionen entspricht der typischen rein motorischen Symptomatik bei lumbosakralen Strahlenfolgen. Die arterielle Versorgung im Conus-Kauda-Bereich erfolgt durch den terminalen Anteil der vorderen Spinalarterie, die aus der A. radicularis magna, welche meist zwischen D 9 und L 3 von links an das Rückenmark herantritt, gespeist wird (Piscol 1975); interessant ist in diesem Zusammenhang unsere Beobachtung, daß bei 3/4 unserer Kranken mit lumbosakralen Strahlenfolgen eine rechtsbetonte Symptomatik vorlag. Dies könnte bedeuten, daß sich strahlenbedingte Endothelläsionen auf der hinsichtlich der Durchblutung weniger gut versorgten Rückenmarkshälfte zuerst klinisch bemerkbar machen. Während uns bei der eigentlichen Myelopathie in Conushöhe mit dissoziierter Sensibilitätsstörung und kürzerer Latenz die Annahme einer ischämischen Läsion plausibel erscheint, ist bei der Kaudaläsion mit vermutlich längerer Latenz eine direkte Nervenschädigung zu diskutieren. Klinisch lassen sich strahlenbedingte Läsionen in Conushöhe und im Bereich der Kauda am ehesten aufgrund der Verlaufsdynamik unterscheiden: während bei Kaudaläsionen eine langsame kontinuierliche Progredienz besteht, zeigen die strahlenbedingten Läsionen in Conushöhe einen sakkadierenden Verlauf mit plötzlichen Verschlechterungen nach längeren konstanten Intervallen, wie dies auch für die ischämische Myelomalazie typisch ist (Sebek et al. 1959; Slavin et al. 1975).

2 Bestrahlungsbedingungen und Strahlenmyelopathie

Beim Vergleich der Rückenmarksstrahlendosen unserer Patienten mit den in der Weltliteratur genannten Toleranzgrenzen zeigte sich, daß zwar alle unsere Patienten mit ihrer Dosis oberhalb der von Franke (1963) ermittelten Rückenmarkstoleranzlinie lagen, jedoch ein Großteil unterhalb der von anderen Autoren formulierten Grenzen. So waren sowohl thorakal als auch lumbosakral jeweils in 3 Fällen Strahlenfolgen nach Dosen um 1000 ret aufgetreten. Solche Rückenmarksstrahlendosen wurden bis in die Gegenwart von vielen Autoren, die sich mit dem Problem der Toleranzgrenze des Rückenmarkes beschäftigen, als sicher angesehen (Macarini et al. 1970; Combes et al. 1975; Kramer u. Lee 1974). Doch werden auch im Schrifttum immer wieder einzelne Beispiele für Strahlenmyelopathien nach extrem niedrigen Strahlendosen mitgeteilt: Fröscher et al. (1975) beschrieben einen Fall von histologisch gesicherter Strahlenmyelopathie nach 1800 R (Fall 3), Sanyal et al. (1979) sahen eine Strahlenmyelopathie nach 1030 ret (Fall 1) und Schulz u. Bamberg (1978) sowie Ruckdeschel et al. (1979) beobachteten Strahlenmyelopathien nach Dosen von nur 20 Gy. Solche Kasuistiken sowie die Beobachtung, daß Patienten mit einer Strahlenmyelopathie häufig gleichzeitig auch Strahlenfolgen an anderen Organen zeigen, insbesondere eine Ösophagitis (Eyster u. Wilson 1970; Locksmith u. Powers 1968; Rivett 1972), wurden als Ausdruck einer individuellen Strahlenempfindlichkeit im Sinne einer Idiosynkrasie interpretiert. In unserem Krankengut waren die Transversalsyndrome nach besonders niedrigen Rückenmarksstrahlendosen alle im Segment D 4 aufgetreten. Wir glauben daher, daß bei unseren Kranken weniger eine individuelle

Strahlenempfindlichkeit als vielmehr die anatomischenGegebenheiten mit besonderer Gefährdung im Bereich des oberen Thorakalmarkes eine Rolle gespielt haben. Der zweite kritische Bereich scheint dabei das Lumbosakralmark in Höhe des Conus medullaris zu sein. Daß auch hier aus anatomischen Gründen eine höhere Ischämiegefährdung vorliegt, ist bekannt (Jellinger 1972; Piscol 1975). Eine höhenlokalisatorisch unterschiedliche Strahlenempfindlichkeit würde auch erklären, warum bei mehrfach bestrahlten Patienten in der Hälfte der Fälle trotz einer höheren Strahlendosis an anderer Stelle sich die neurologischen Ausfälle in Höhe des oberen Thorakalmarkes bzw. in Conushöhe manifestierten (vgl. Tabelle 12).

Ähnlich wie dies Holdorff (1980) bei einer Literaturübersicht von zervikalen und thorakalen Strahlenmyelopathien zeigen konnte, sahen auch wir eine Abhängigkeit des Schweregrades der klinisch-neurologischen Ausfälle von der applizierten Strahlendosis. Für das Gesamtkollektiv von 43 Patienten mit Strahlenfolgen sahen wir eine signifikant höhere Rückenmarksstrahlenbelastung bei den Fällen mit Querschnittssymptomatik gegenüber jenen mit partiellen Ausfällen (1495 ret gegenüber 1246 ret, $p < 0,025$). Bei der Strahlenmyelopathie vom spastisch-dissoziierten Typ bestand ein Zusammenhang zwischen applizierter Strahlendosis und neurologischer Initialsymptomatik: die Dosis war bei den Kranken, die unter dem Bild einer Brown-Séquard- bzw. eines Spinalis-anterior-Syndromes erkrankten, niedriger als bei jenen mit bereits initial bestehendem Transversalsyndrom ($p < 0,06$). Dieser Trend zu höheren Strahlendosen bei schwerer neurologischer Symptomatik zeigte sich zwar auch bei den lumbosakralen Strahlenfolgen, signifikante Unterschiede sahen wir hier jedoch nicht. Schiødt u. Kristensen (1978) war aber auch eine Dosisabhängigkeit bei lumbosakralen Ausfällen aufgefallen. Grundsätzlich stellten sich die Dosisabhängigkeiten jeweils deutlicher bei Berücksichtigung der nominalen Standarddosis in ret als bei Auswertung der Rückenmarksstrahlendosis in Gy dar. Dies zeigt, daß Fraktionierung und Bestrahlungszeitraum über die Höhe der applizierten Dosis hinaus eine Bedeutung zukommt. Während Kramer (1968) sowie Philipps u. Buschke (1969) auf die höhere Toleranz des Gewebes mit zunehmender Fraktionierung hinwiesen, konnten Reinhold et al. (1976) zeigen, daß bei Patienten mit einer Strahlenmyelopathie vom spastisch-dissoziierten Typ der Gesamtbestrahlungszeitraum *länger* als bei einem Kontrollkollektiv war. Eine entsprechende Beobachtung hatten Eichhorn et al. (1972) mitgeteilt und als Ausdruck der wirkungsvolleren Beeinflussung von Mauserungsvorgängen durch die längerfristige Bestrahlung aufgefaßt.

Mit Ausnahme der Patientin mit Strahlenfolgen im Bereich der Medulla oblongata waren die Bestrahlungsfelder bei allen unseren Kranken länger als 10 cm. Doch vermag die große Feldlänge bei der Mehrzahl unserer Patienten allein sicherlich nicht das Auftreten der Strahlenmyelopathien zu erklären, liegen doch größere Statistiken insbesondere von Patienten mit Mantelfeldbestrahlung bei M. Hodgkin vor, die zeigen, daß auch bei relativ hohen Rückenmarksdosen und sehr langen Feldern keineswegs zwingend persistierende Rückenmarkssyndrome resultieren müssen (Mauch et al. 1983; Svahn-Tapper et al. 1976; Word et al. 1980). Eine Überlappung mehrerer Strahlenfelder, die wiederholt in der Literatur für das Auftreten von Strahlenfolgen verantwortlich gemacht wird, lag bei unseren Kranken aufgrund der Bestrahlungspläne und Isodosenverteilung nicht vor (Dynes u. Smedal 1960, Patient 1; Eyster u. Wilson 1970, Patient 3; Fogelholm et al. 1974; Goldberg et al. 1982; Hopfan et al. 1977; Kim u. Fayos 1981; Solheim 1971, Fall 5). Einen Zusammenhang zwischen Ausprägung des klinischen Bildes und Feldlänge bzw. applizierten Einzeldosen konnten wir nicht nachweisen. Zur Frage der höheren Strahlenmyelopathieinzidenz bei Bestrahlung unter Sauerstoff (Coy u. Dolman 1971; Van den Brenk et al. 1968) bzw. unter Hyperthermie (Douglas et al. 1981) können wir keine Aussage machen, da diese Techniken in unserem Krankengut nicht angewandt wurden. Auch den postulierten additiv neurotoxischen Effekt von Zytostatika, wie ihn Byfield (1972) für Vincristin, Ruckdeschel et al. (1979) für Adriamycin und Littman et al. (1978) für Aktinomycin D postuliert haben, können wir anhand unserer Kasuistiken nicht bestätigen. Diejenigen Patienten, welche zusätzlich Zytostatika erhielten, wiesen durchweg relativ hohe Rückenmarksstrahlendosen auf, so daß sich hieraus eine besondere additive Neurotoxizität nicht ableiten läßt. Die Latenzzeit war bei den chemotherapierten Patienten nicht kürzer, sondern länger als beim restlichen Kollektiv!

3 Latenzzeit

Der Zeitraum zwischen Beendigung der Strahlentherapie und der Erstmanifestation neurologischer Ausfälle war in unserem Krankengut bei der Strahlenmyelopathie vom spastisch-dissoziierten Typ signifikant kürzer als bei den lumbosakralen Strahlenfolgen (im Median 8 Monate gegenüber 33 Monaten). Das kürzeste Intervall betrug 5, das längste 108 Monate. Auch in der Weltliteratur sind die Latenzen bei lumbosakralen Strahlenfolgen länger als bei der thorakalen oder zervikalen Lokalisation (Schiødt u. Kristensen 1978), jedoch kommen auch bei der spastisch-dissoziierten Form lange Latenzzeiten von mehreren Jahren vor (Dynes u. Smedal 1960; Ferrero u. Obarrio 1965; Reinhold et al. 1976). Über die längste Latenz bei einer thorakalen Strahlenmyelopathie berichten Eyster u. Wilson (1970) mit 70 Monaten; dies entspricht der von uns in einem Fall beobachteten Latenzzeit von 68 Monaten. Offensichtlich treten die Folgeerscheinungen durch Schädigung der weißen Substanz bei der Stahlenmyelopathie vom spastisch-dissoziierten Typ schneller ein als jene der grauen Substanz bei lumbosakralen Strahlenfolgen. Hierzu paßt gut, daß, wenn im Rahmen einer zervikalen Strahlenmyelopathie es zu einer Vorderhornschädigung mit schlaffen Symptomen an der oberen Extremität kommt, diese nach einer Latenzzeit auftritt, die jener der lumbalen Strahlenfolgen entspricht (unsere Patienten 2 und 3; Hung 1968; Lechevalier et al. 1973; Okhrimenko et al. 1968; Wachtler 1962). Eine mögliche Erklärung für dieses Phänomen könnte sein, daß die graue Substanz besser vaskularisiert ist und Läsionen des Gefäßbindegewebes länger kompensiert werden können.

Lumbosakral schreitet die neurologische Symptomatik über einen Zeitraum von bis zu 10 Jahren fort, während bei der Strahlenmyelopathie vom spastisch-dissoziierten Typ in der Regel nach Ablauf 1 Jahres, spätestens jedoch nach 2 Jahren der Endzustand erreicht ist.

Im Tierversuch konnte wiederholt gezeigt werden, daß eine lineare Beziehung zwischen Strahlendosis und Latenzzeit besteht: Je höher die Strahlendosis, desto kürzer ist die Latenz (Carsten u. Zeman 1966; Geraci et al. 1978; Larsson 1960). Es war bislang nicht gelungen, diese im Tierversuch gewonnene Erkenntnis auch bei der Strahlenmyelopathie des Menschen nachvollziehen. Mittels der Regressionsanalyse konnten wir bei unseren 43 Patienten die inverse Beziehung zwischen Rückenmarksstrahlendosis in ret und Latenzzeit in Monaten statistisch belegen ($p < 0,05$, vgl. Abb. 17). Allerdings sahen wir diese lineare Beziehung zwischen Dosis und Latenz nur beim Gesamtpatientengut, nicht in den einzelnen Untergruppen mit niedrigeren Fallzahlen. Dies mag auch der Grund dafür sein, warum anderen Autoren der Nachweis einer solchen linearen Beziehung bislang nicht gelang. Daneben steht aber außer Frage, daß die Latenzzeit nicht nur eine Funktion der applizierten Strahlendosis sein kann, sondern daß auch noch andere Faktoren eine Rolle spielen müssen. So war Jellinger u. Sturm (1971) bei ihren 12 pathologisch-histologisch untersuchten Fällen aufgefallen, daß einzelne Patienten bei identischen Bestrahlungsbedingungen unterschiedlich lange Latenzen zeigten. Moss et al. (1979) stellten fest, daß die Latenzzeit bei jüngeren Patienten kürzer zu sein schien. Auch die von Hatlevoll et al. (1983) beobachtete größere Inzidenz einer Strahlenmyelopathie nach Strahlenbehandlung eines Bronchialkarzinoms bei jüngeren Patienten könnte damit zusammenhängen, daß bei diesen die Latenzzeit bis zur Manifestation der neurologischen Ausfälle kürzer ist als bei den älteren Kranken. Während wir bei der inhomogenen kleinen Gruppe der lumbosakralen Strahlenfolgen keine Beziehung zwischen Lebensalter und Latenzzeit feststellen konnten, zeigte sich eine signifikante positive lineare Beziehung zwischen Alter und Latenz bei der thorakalen Strahlenmyelopathie ($p < 0,05$, vgl. Abb. 11). Bei der Stahlenmyelopathie vom spastisch-dissoziierten Typ war die Latenzzeit um so kürzer, je jünger der

Patient zum Zeitpunkt der Strahlentherapie war. Dies stimmt gut mit der von Haymaker (1969) aufgestellten These überein, daß die Latenzzeit mit der Turn-over-Rate der Endothelzellen zum Zeitpunkt der Bestahlung korrespondiert. Unter diesem Gesichtspunkt gewinnt auch die Beobachtung, daß mit Zytostatika behandelte Patienten eine *längere* Latenzzeit als die Restgruppe aufweisen, an Bedeutung. Es ist vorstellbar, daß die Chemotherapie durch die Beeinflussung der Proliferation strahlengeschädigter Endothelzellen den pathologischen Prozeß in der Gefäßwand verlangsamt und damit die Latenzzeit verlängert. Umgekehrt kann jeder Proliferationsreiz (z. B. Entzündung) während der subklinischen Phase die Latenz verkürzen (Zeman 1961, 1964; Zollinger 1970). Möglicherweise läßt sich auch die Manifestation von Strahlenfolgen nach Ganzkörperhyperthermie über diese Vorstellung erklären (Douglas et al. 1981).

4 Zusatzuntersuchungen

In der Liquordiagnostik sahen wir einen pathologischen Befund bei jedem vierten Patienten mit thorakaler Strahlenmyelopathie und bei knapp der Hälfte der Kranken mit lumbosakralen Strahlenfolgen. Relativ häufig bestand eine Erhöhung des Liquorproteins bis maximal 108 mg%. Es handelte sich durchweg um den Ausdruck einer Blut-Liquor-Schrankenstörung, in keinem Fall wurde eine intrathekale IgG-Produktion nachgewiesen. Der Queckenstedt-Versuch war bei allen diesen Patienten durchgängig gewesen, ein Stopliquor, wie er gelegentlich in der Literatur beschrieben wird (Fogelholm et al. 1974; Lechevalier et al. 1973), lag bei keinem unserer Patienten vor. Im Schrifttum findet sich eine große Zahl von kasuistischen Mitteilungen mit teilweise deutlicher Eiweißerhöhung im Liquor (Burns et al. 1972; Carvalho et al. 1972; Eyster u. Wilson 1970; Marty u. Minckler 1973; Palmer 1972; Worthington 1979). Die höchsten Liquoreiweißwerte wiesen die Patienten von Froissart et al. (1977) mit 132 mg% und der Fall 1 von Berendes u. Dörstelmann (1977) mit 167 mg% auf; bei beiden Kranken wurde die Diagnose einer Strahlenmyelopathie pathologisch-histologisch gesichert. Während in der Literatur Berichte über eine Proteinerhöhung im Liquor bei lumbosakralen Strahlenfolgen nicht vorliegen, sahen wir einen pathologischen Eiweißbefund in dieser Patientengruppe häufiger. Dieser Hinweis auf eine Blut-Liquor-Schrankenstörung, dessen Fehlen 1975 von Holdorff gegen die Annahme einer Vorderhorn- oder Kaudaschädigung ins Feld geführt wurde, unterstreicht die Richtigkeit der Annahme einer Läsion *im* Spinalkanal bei Strahlenfolgen im Lumbosakralbereich. Offensichtlich ist der Nachweis eines pathologischen Liquorbefundes an die Akuität der neurologischen Symptomatik geknüpft; einige Wochen nach der Manifestation neurologischer Ausfälle normalisiert sich der Befund, wie auch wir anhand von Verlaufskontrollen sahen. Interessanterweise konnten wir zeigen, daß ein pathologischer Liquor-Eiweiß-Befund in der Gruppe der lumbosakralen Bestrahlungsfolgen bei jüngeren Patienten häufiger auftritt ($p < 0,06$). Dies mag in Zusammenhang mit der höheren Reaktionsbereitschaft des jugendlichen Gewebes stehen.

Eine Liquorpleozytose war insgesamt seltener als die Eiweißerhöhung, wir sahen sie nur bei der thorakalen Strahlenmyelopathie mit einer maximalen Zellzahl von 59/3 Zellen. Das Zellbild war jeweils unspezifisch lymphozytär, virologische und bakteriologische Untersuchungen waren stets unauffällig. Offensichtlich kann es im Rahmen der akuten Phase der spastisch-dissoziierten Strahlenmyelopathie zu einer vorübergehenden unspezifischen Reizpleozytose kommen, wie dies auch Held et al. (1964) sowie Seitz u. Kalm (1961) an pathologisch-histologisch belegten Strahlenmyelopathiefällen zeigen konnten.

Bei 36 Patienten unseres Krankengutes wurde eine lumbale Myelographie durchgeführt, von 6 Kranken liegt ein Computertomogramm der Wirbelsäule, 3mal in Ergänzung zur Myelographie, und bei 2 Patienten eine Nuklearmagnetresonanztomographie des Rückenmarkes vor. Eine Anschwellung des Myelons im Bestrahlungsbereich − sog. pseudotumoröse Form der Strahlenmyelopathie − sahen wir bei keinem Patienten. Bei 2 Fällen hingegen bestand in der Myelographie bzw. Computertomographie eine umschriebene Atrophie des Thorakalmarkes im Einstrahlungsbereich, wie dies andere Autoren als typisch herausgestellt haben (Reagan et al. 1968; Scheidegger 1960). Im Regelfall waren die neuroradiologischen Untersuchungen vollkommen unauffällig, so daß ihre Bedeutung lediglich in der erforderlichen Ausschlußdiagnostik liegt (Burns et al. 1972; Glicksman u. Nickson 1973). Auch in der Kernspintomographie, die wir je einmal bei thorakalen und lumbosakralen Strahlenfolgen durchführen konnten, war der Befund durchgehend regelrecht. Wie entscheidend die neuroradiologische Diagnostik im Einzelfall für die Diagnose ist, belegt der 1980 von Abadir publizierte Fall, bei dem eine spinale Raumforderung fälschlicherweise als Strahlenmyelopathie interpretiert wurde, ohne daß eine Myelographie oder sonstige adäquate Diagnostik erfolgt war. Aber auch dem entgegengesetzten Fehler, daß nämlich bei einer Strahlenmyelopathie eine erneute Bestrahlung unter der Annahme einer spinalen Absiedlung erfolgt, sollte durch die obligatorische neuroradiologische Diagnostik vorgebeugt werden (Patientin 22 unseres Krankengutes; Pallis et al. 1961, Fall 2; Stevenson u. Eckhard 1945). Eine spinale Arteriographie führten wir aufgrund des bekannten hohen Risikos dieser Untersuchung bei keinem unserer Patienten durch; Di Chiro u. Herdt (1973) haben mit dieser Methodik einen strahlenbedingten Verschluß der A. spinalis anterior nachgewiesen.

86

Der Elektromyographie kommt eine Bedeutung in der Diagnostik der lumbosakralen Strahlenfolgen zu. Insbesondere ist der Nachweis von Denervierungszeichen in der paravertebralen Muskulatur für die Lokalisation der Strahlenfolgen wichtig; der kontralaterale Befund einer neurogenen Läsion im EMG bei unilateraler Klinik kann bereits früh auf die Beidseitigkeit des Prozesses hinweisen. Auch eine Vorderhornbeteiligung bei zervikodorsaler Strahlenmyelopathie kann bereits im subklinischen Stadium erfaßt werden. Ob die von Dorfman et al. (1982) vorgeschlagene Ableitung von somatosensorisch evozierten Potentialen in der Latenzphase tatsächlich einen Hinweis auf eine spätere chronisch-progrediente Strahlenmyelopathie geben kann, muß bei der hohen zeitlichen Streuung der mitgeteilten Daten und der nur kurzen Nachbeobachtungszeit in Frage gestellt werden. Bei unseren Kranken war eine entsprechende Diagnostik nicht erfolgt.

Den Gefäßrisikofaktoren Nikotinabusus, Hypertonus, Diabetes mellitus und Hyperlipidämie kam in unserem Krankengut keine sichere Bedeutung zu. Wir konnten eine entsprechende Gefährdung lediglich bei 7 Patienten beobachten. Es muß in diesem Zusammenhang aber bedacht werden, daß auch bei der Entstehung ischämischer Rückenmarksläsionen arteriosklerotische Veränderungen der Rückenmarksgefäße keine so wesentliche Bedeutung wie bei zerebralen Zirkulationsstörungen haben (Reuther 1981). Auch Atkins u. Tretter (1966), Hung (1968) sowie Jellinger u. Sturm (1971) konnten bei ihren Patienten den im Tierversuch beschriebenen Einfluß des erhöhten Blutdrucks auf die Entstehung der Strahlenmyelopathie (Asscher et al. 1962; Asscher u. Anson 1962) nicht nachweisen. Reinhold et al. (1976) fanden sogar bei dem Vergleich von Strahlenmyelopathiepatienten mit einem größeren Kontrollkollektiv entsprechend bestrahlter Patienten ohne neurologische Folgeerscheinungen einen signifikant niedrigeren Blutdruck bei den erkrankten Patienten. Auch in unserem Krankengut war eine Hypotonie mehr als doppelt so häufig wie ein erhöhter Blutdruck. Der Medianwert des Blutdrucks für alle Patienten lag allerdings im Normbereich. Die von Dische et al. (1981) mitgeteilte Erhöhung des Hämoglobins bei Patienten mit einer Strahlenmyelopathie konnten wir in unserem Krankengut nicht nachweisen; die Medianwerte lagen für beide Geschlechter im Normbereich.

5 Zoster segmentalis und Strahlenmyelopathie

Bei 3 Patienten mit einer Strahlenmyelopathie vom spastisch-dissoziierten Typ sahen wir in der Latenzzeit einen Zoster segmentalis, dessen Lokalisation mit der späteren segmentalen Höhe der neurologischen Ausfälle übereinstimmte. Zwar erscheint ein direkter Zusammenhang zwischen Gürtelrose und neurologischen Ausfällen im Sinne einer Zostermyelitis aufgrund des langen Zeitraumes zwischen beiden Ereignissen unwahrscheinlich und ist aufgrund des jeweils unauffälligen Liquorbefundes auszuschließen, doch bleibt das Phänomen der guten lokalisatorischen Übereinstimmung beider Krankheitsbilder zu diskutieren. Auch im Schrifttum finden sich vereinzelt Patienten, bei denen eine Gürtelrose im später betroffenen Gebiet (Glanzmann et al. 1976, Fall 4; Locksmith u. Powers 1968) bzw. an anderer Stelle (Solheim 1971) auftrat. Auch bei den in der Literatur mitgeteilten Fällen lag die Latenz zwischen Zoster und Strahlenmyelopathie zwischen wenigen Monaten und 1 Jahr, ein simultanes Auftreten, wie es bei der Zostermyelitis vorliegt (Murder et al. 1983; Whiteley et al. 1979), bestand in keinem Fall. Nach einer transitorischen Strahlenmyelopathie wird eine Gürtelrose einmal beschrieben (Word et al. 1980). Es ist fraglich, ob alle Autoren die oft Monate oder auch jahrelang zurückliegende Zosteraffektion (vgl. unseren Fall 2) immer erfaßten bzw. mitteilten, so daß die reale Häufigkeit dieses Krankheitsbildes in der Latenzphase möglicherweise höher liegt, als es nach Durchsicht der Literatur den Anschein hat.

Vich (1966) untersuchte die Beziehungen zwischen Strahlentherapie und Gürtelrose. Er fand bei 36 Kranken eine durchschnittliche Latenz zwischen Bestrahlung und Zoster segmentalis von einem halben Jahr, dies entspricht in etwa unseren Beobachtungen. In 75% der Fälle sah er eine gute Übereinstimmung zwischen Zoster und bestrahlter Region. Die gleiche Segmenthöhe war im Bereich des zervikothorakalen Übergangs in 100% gegeben. Lag eine Übereinstimmung nicht vor, bestanden knöcherne Veränderungen des Spinalkanals in Höhe des durch den Zoster befallenen Segments, die Vich für die Lokalisation verantwortlich machte. Uns erscheint es wahrscheinlich, daß das Auftreten einer Zosteraffektion im Vorfeld der Strahlenmyelopathie nicht nur Ausdruck der allgemeinen Abwehrschwäche des Organismus durch Malignom bzw. Strahlentherapie ist, sondern daß auch ein lokaler Faktor − namentlich eine regionale Perfusionsstörung durch subklinische Endothelschädigung nach Strahlentherapie − eine Rolle spielt. Eine verkürzte Latenzzeit auf dem Boden eines Proliferationsreizes durch die Varizella-Zoster-Virusinfektion läßt sich anhand unserer 3 Patienten, die sehr unterschiedliche Latenzen zeigten, nicht feststellen.

6 Verlauf und Therapie

Während die neurologischen Ausfälle im Lumbosakralbereich zwar über Jahre hinaus progredient sein können und im Einzelfall eine weitgehende

Invalidität mit kompletter Querschnittslähmung einschließlich Blasen- und Mastdarmlähmung hervorrufen, ist die Prognose quoad vitam in dieser Gruppe gut. Von unseren 12 Patienten verstarb in einem Beobachtungszeitraum von über 12 Jahren lediglich ein Patient an den Folgen eines Unfalls. Bei der thorakalen Strahlenmyelopathie hingegen kamen 63 % der 30 Kranken innerhalb des ersten Jahres nach Auftreten der neurologischen Symptomatik ad exitum, wobei die Hälfte indirekt an den Folgen der Strahlenmyelopathie verstarb. Todesursache waren die typischen Komplikationen einer Querschnittslähmung wie Pneumonie, aufsteigender Harnwegsinfekt oder Lungenembolie. Schlechte prognostische Zeichen waren das initiale Auftreten eines Spinalis-anterior- bzw. Transversalsyndroms, eine Höhenlokalisation im oberen Thorakalbereich und vor allem das Bestehen einer Blasenlähmung. Bezüglich der Prognose kam der applizierten Rückenmarksstrahlendosis keine sichere Bedeutung zu. Auch nach den Angaben der Weltliteratur starben die Patienten häufiger an den Strahlenfolgen als an dem zugrundeliegenden Primärtumor (vgl. Tabelle 5). Dies liegt natürlich u. a. daran, daß der Tumor entweder schon während der Latenzzeit, d. h. vor der Manifestation einer Strahlenmyelopathie, den Tod des Patienten bedingt oder aber die Tumorprogredienz durch die erfolgte Strahlentherapie gestoppt werden konnte und somit ein Exitus letalis durch das Malignom (zunächst) nicht wahrscheinlich ist. Bei Hung (1968) z. B. verstarben 8 von 18 Kranken nach dem Auftreten einer Strahlenmyelopathie, in jedem Fall war eine Komplikation der neurologischen Ausfälle Todesursache gewesen. Satoyoshi et al. beschrieben 1973 eine höhere Mortalität bei einer Latenz von weniger als 10 Monaten, während der Verlauf quoad vitam nach längerer Latenzzeit günstiger war. In unserem Krankengut zeigten ebenfalls 11 von 19 verstorbenen Patienten eine Latenz von bis zu 10 Monaten. Diese Beobachtung könnte mit der in der Regel höheren applizierten Strahlendosis bei kürzerer Latenz und den hieraus resultierenden schwereren neurologischen Ausfällen zusammenhängen. Bei einer Reihe von Kranken können wir allerdings auch eine Stabilisierung des neurologischen Befundes verzeichnen, wobei der Nachbeobachtungszeitraum bis zu 12 Jahre beträgt. Entsprechend lange Verlaufskontrollen finden sich in den Angaben der Weltliteratur nur selten (Sutherland u. Myers 1976). Eine Besserung des neurologischen Befundes sahen wir bei 2 Patienten in der Gruppe der thorakalen Strahlenmyelopathien, bei beiden resultierte ein relativ blandes Brown-Séquard-Syndrom. In einem Fall war die Besserung unter einer Therapie mit Kortikosteroiden aufgetreten. Eine vollkommene Rückbildung der neurologischen Ausfälle sahen wir in keinem Fall. Unseres Erachtens sind die vereinzelt im Schrifttum mitgeteilten Kasuistiken mit überraschenden Befundbesserungen bei „chronisch-progredienter Strahlenmyelopathie" mit Vorsicht zu bewerten: So wurde bei den 3 Fällen einer außergewöhnlichen Besserung, die Solheim 1971 beschrieb, in 2 Fällen keine Myelographie durchgeführt, im dritten Fall hatte diese einen dubiosen Befund (nach Angaben des Autors eine Arachnoiditis) ergeben. Bei der zweiten Patientin von Berendes u. Dörstelmann (1977) war ebenso wie bei dem Patienten von Kaeser (1980), der über den völlig außergewöhnlichen positiven Effekt einer Actovegin-Infusionsbehandlung bei der Strahlenmyelopathie berichtete, die Latenzzeit extrem kurz. Der letztgenannte Fall zeigt auch klinisch die nach unserer Erfahrung initial für Strahlenfolgen ganz atypischen Symptome einer schweren Hinterstrangschädigung. Latenzzeiten von unter 5 Monaten sollten u. E. immer zunächst mit größter Vorsicht im Hinblick auf die Diagnose einer Strahlenmyelopathie betrachtet werden; lediglich bei Patienten, die bereits zuvor im selben Bereich bestrahlt worden waren, kann eine erneute Bestrahlung über einen zeitlichen Summationseffekt zu einer Verkürzung der Latenz unter diese untere Grenze führen (Holdorff 1975; Verity 1968). Einen therapeutischen Effekt sahen wir lediglich unter der Anwendung von Kortikosteroiden. Mit Ausnahme von den genannten 2 Patienten, bei denen sich die neurologischen Ausfälle partiell zurückbildeten (bei der einen Patientin entwickelte sich allerdings wenige Wochen später ein komplettes Querschnittssyndrom!), beeinflußte die Steroidgabe lediglich die Reizsymptomatik der Strahlenmyelopathie. So bildeten sich mit Ausnahme einer Patientin die brennenden Schmerzen und Kälteparästhesien oft innerhalb weniger Tage vollständig zurück. Wir sahen in keinem Fall eine Befundbesserung unter einer Infusionsbehandlung mit Actovegin, Actihaemyl, Dusodril, Trental oder Hydergin. Die Mehrzahl anderer Autoren äußert sich ebenfalls negativ im Hinblick auf den therapeutischen Effekt einer medikamentösen Therapie, lediglich Godwin-Austen et al. (1975) berichteten über einen positiven Effekt von Kortikoiden. Sehr interessant ist die Beobachtung von Rizzoli u. Pagnanelli (1984), die über eine frappante Befundbesserung von zerebralen Strahlennekrosen unter einer Antikoagulantientherapie berichten. In unserem Krankengut hatte Patientin 12 zum Zeitpunkt des Auftretens der Strahlenmyelopathie unter einer Dauerbehandlung mit Marcumar gestanden und sich im therapeutischen Bereich befunden. Diese Kranke wies trotz einer Rückenmarksstrahlenbelastung von 1700 ret eine ungewöhnlich lange Latenzzeit auf und entwickelte lediglich ein Brown-Séquard-Syndrom ohne Progredienz. Möglicherweise ist hierin ein Effekt der Antikoagulantientherapie zu sehen. Über den therapeutischen Einsatz von Antikoagulantien bei der Strahlenmyelopathie liegen bislang keine Mitteilungen vor.

Daß leichtere Befundbesserungen im Verlauf der Strahlenmyelopathie auch spontan vorkommen können, belegt eine Reihe von kasuistischen Mitteilungen (Glanzmann et al. 1976; Kristensen et al. 1977; Yaar et al. 1973).

7 Pathologische Befunde

Die vorliegende Arbeit basiert in erster Linie auf klinischen Daten, pathologische Befunde sollen nur insofern berücksichtigt werden, als sie bei Patienten unseres Krankengutes erhoben wurden. Eine ausführliche Diskussion der bei 5 unserer Kranken erhobenen pathologischen Befunde findet sich bei Schmitt (1979). In allen 5 Fällen fanden sich die klassischen Veränderungen der Strahlenschädigung des Rückenmarkes: Koagulationsnekrose vorwiegend der weißen Substanz und Hyalinofibrose intramedullärer Gefäße unterschiedlichen Ausmaßes; darüber hinaus bei 3 Patienten Nachweis von kongophilen plasmatischen Substanzen im Gewebe. Auffallend war die in allen 5 Fällen in Übereinstimmung mit den Mitteilungen der Literatur beobachtete weitgehende Areaktivität des Gewebes im Bereich der Nekrosen. Der Nachweis von spongiöser Demyelinisierung im Bereich von Partialnekrosen vorwiegend in Randbezirken und die im Einzelfall oft auffällige Diskrepanz zwischen Ausdehnung der nekrotischen Bezirke und Ausmaß der Hyalinofibrose der Gefäßwand führten Schmitt (1979) zur Annahme einer primären Strahlenschädigung von Markscheiden und Oligodendroglia, wie dies auch andere Autoren postulierten (Burns et al. 1972; Withers et al. 1980). Während von dieser Seite die in allen Fällen nachweisbaren Gefäßveränderungen als Überlagerungseffekte interpretiert werden, hält ein Großteil der Autoren an der Annahme einer ursächlichen Gefäßwandschädigung durch die Strahlentherapie fest. Pathogenetisch wird hierbei die zuerst von Scholz (1959) beschriebene plasmatische Infiltrationsnekrose bei vermehrter Durchlässigkeit durch Endothelschädigung favorisiert. Die ischämische Gewebsläsion wird in der Regel nur als Zusatzfaktor angenommen; gegen diese spricht ja auch die weitgehend areaktive Koagulationsnekrose, die interessanterweise auch als typisch für die Foix-Alajouanine-Erkrankung (1926) gilt. Jellinger u. Sturm (1972), die mit 12 autopsierten Patienten über das größte pathologisch-histologische Fallmaterial der Weltliteratur verfügen, sahen bei allen ihren Kranken erhebliche vaskuläre Veränderungen, die von Fibrinoidnekrosen über Hyalinofibrosen bis zu Thrombosen reichten. Die auch bei einigen Fällen dieser Autoren nachweisbare spongiöse Demyelinisierung wird auf eine Strahlenschädigung der Oligodendroglia im Frühstadium zurückgeführt; die Ursache der ausgedehnten späteren Nekrosen wird jedoch in erster Linie auf vaskulärer Basis interpretiert. Zu entsprechenden Schlußfolgerungen kommen auch Lampert u. Davis (1964). Ausgeprägte Gefäßwandveränderungen teilt eine ganze Reihe von Autoren bei pathologisch-histologisch untersuchten Patienten mit Strahlenmyelopathie mit (Hori et al. 1973; Howell 1979; Ishida et al. 1973; Itabashi et al. 1957; Kitamura et al. 1979; Kristensson et al. 1967; Malamud et al. 1954; Sebek et al. 1959 u. a.). Argumente, die für eine Entstehung auf der Basis vaskulärer Veränderungen sprechen, sind die Übereinstimmung der Latenzzeit der Strahlenmyelopathie mit den Latenzzeiten bei anderen Strahlenfolgen, deren vaskuläre Genese gesichert ist (Lambert 1978), die mehrfach intra vitam nachgewiesenen ausgeprägten Schwellungen des Myelons, die für die Ödembildung bei Gefäßwandschädigung sprechen (Fogelholm et al. 1974) und die Bevorzugung der weißen Substanz, die mit der Empfindlichkeit der Myelinscheiden gegenüber dem plasmatischen Ödem erklärt wird (Franke 1963). Anhaltspunkte für die 1935 von Markiewicz und später 1959 von Zülch vertretene Theorie, daß es sich bei der Strahlenmyelopathie um ein entzündliches, immunologisch erklärbares, auf einer Antikörperreaktion beruhendes Krankheitsbild handele, wurden von keinem der späteren Autoren gefunden. Insgesamt sind letztlich zuverlässige Aussagen weder in der einen noch in der anderen Richtung möglich. Das Hauptproblem scheint uns zu sein, daß der Neuropathologe post mortem ein Zustandsbild zu beurteilen hat, bei dem die zeitliche Zuordnung der Reihenfolge für den Einzelbefund nicht mehr möglich ist und sich in der Regel Ereignisse, die sich vor Entstehung der Strahlenmyelopathie bzw. nach Manifestation der Strahlenfolgen entwickelt haben, nicht mehr differenzieren lassen. Zu den in unterschiedlicher Reihenfolge und Intensität aufgetretenen Veränderungen in der Latenzzeit kommen die nach Beginn der neurologischen Symptomatik auftretenden reaktiven und reparativen Vorgänge einerseits, mögliche komplizierende krankhafte Veränderungen anderer Genese andererseits. So erscheint es z. B. durchaus denkbar, daß die durch Strahlen mutagen geschädigten Endothelzellen zunächst zu einer Störung der Blut-Hirnschranke mit resultierender Gewebsschädigung führen, nachfolgend zugrunde gehen und im Rahmen der Mauserungsvorgänge durch intakte Endothelzellen ersetzt werden (Dihlmann 1960). Dies wäre eine mögliche Erklärung für die gelegentlich nachgewiesenen intakten Gefäße bei ausgedehnten Nekrosen in Strahlenmyelopathiefällen, die einige Monate nach Manifestation der Strahlenfolgen pathologisch untersucht wurden. Stirbt der Patient dagegen in der akuten Krankheitsphase, lassen sich eher Gefäßveränderungen mit abnormen, pleomorphen Endothelzellen als Ausdruck der mutagenen Schädigung nachweisen (Howell 1979). So war das Bild der Wandverquellung intramedullärer Gefäße auch in unserem Krankengut bei dem Patienten mit der kürzesten Überlebenszeit zwischen Myelopathie und Sektion (Patient 19: 2,5 Monate) am ausgeprägtesten. Daß Gefäßläsionen auch subklinisch als Folge einer Strahlenbehandlung bestehen können, zeigen die Fälle, welche vor dem möglichen Auftreten einer Myelopathie bzw. nach einer transitorischen Symptomatik pathologisch-histologisch untersucht wurden (Nagase et al. 1973; Palmer 1972).

Grundsätzlich wird eine auf das Rückenmark applizierte Strahlendosis in den Zellstoffwechsel sowohl des Gefäßbindegewebes als auch des Nervengewebes – insbesondere der Oligodendroglia – eingreifen. Diejenige Strahlenmenge, welche eine eben noch reparable mutagene Schädigung setzt, wird als subletale Dosis bezeichnet. Offensichtlich ist diese für das Endothel niedriger als für die Glia anzusetzen (Van der Kogel 1979). Hieraus läßt sich ableiten, daß sich bei der pathologisch-histologischen Untersuchung von Strahlenfolgen zumeist sowohl vaskuläre als auch Nervengewebsläsionen finden lassen dürften, wobei das Überwiegen der einen oder anderen Komponente dosisabhängig ist. Bei niedrigeren Dosen stehen Gefäßveränderungen im Vordergrund, bei höheren Dosen lassen sich zunehmend direkte Nervengewebsläsionen nachweisen (Hopewell 1979). Jedoch ist auch bei Zugrundelegen dieser Überlegungen davon auszugehen, daß bei den in der Humanmedizin verwandten Bestrahlungstechniken für die Manifestation neurologischer Ausfälle und ihre Latenzzeit die Endothelschädigung in der Regel den limitierenden Faktor darstellt.

8 Schlußbetrachtung

Aus klinischer Sicht sprechen die bei unseren 43 Patienten erhobenen Befunde vorwiegend für die Annahme einer Rückenmarksläsion auf dem Boden vaskulärer Veränderungen. Zum einen entspricht die klinische Symptomatik in allen Höhenlokalisationen klassischen Gefäßsyndromen, zum anderen sind unsere Beobachtungen hinsichtlich der Latenzzeit am ehesten mit einer Endothelschädigung im Sinne des „reproductive death" (Hopewell 1979) vereinbar. Vor allem der Befund einer positiven linearen Beziehung zwischen Lebensalter des Patienten und Dauer der Latenzzeit stützt diese Annahme. Schließlich ist es der Nachweis einer erhöhten Radiovulnerabilität von neuroanatomisch bekannten Vasodefizienzbezirken, die sich eigentlich nur bei Zugrundelegen einer Gefäßwandläsion erklären läßt. Es scheint so zu sein, daß im Bereich des oberen Thorakalmarkes sowie lumbosakral eine strahlenbedingte Läsion eher zu klinischen Ausfällen führt als in anderen Rückenmarksabschnitten. Grundsätzlich sind es offensichtlich in jeder Höhenlokalisation überwiegend kleine Gefäße, deren Schädigung für die neurologischen Ausfälle verantwortlich ist. Bei den Patienten mit einem typischen Spinalis-anterior-Syndrom, welches wir in unserem Krankengut 3mal sahen, ist dagegen auch an eine Läsion der vorderen Spinalarterie, wie sie eine Reihe von Autoren pathologisch-histologisch fand, zu denken (Ishida et al. 1973; Jellinger u. Sturm 1971; Kitamura et al. 1979). Auch der 1973 von DiChiro u. Herdt beschriebene Patient mit einem angiographisch nachweisbaren Spinalis-anterior-Verschluß nach Strahlentherapie würde in diese Gruppe passen. Sowohl aufgrund der bei unseren entsprechend untersuchten Patienten erhobenen pathologischen

Befunde, als auch aufgrund der Angaben der Weltliteratur, erscheint es höchst wahrscheinlich, daß durch die Strahleneinwirkung sowohl Nervengewebe direkt als auch das Gefäßbindegewebe geschädigt werden. Wenn von einer Beeinträchtigung der Zellreproduktionsfähigkeit durch die Strahleneinwirkung ausgegangen wird, erscheint es prinzipiell wenig plausibel, die im Vergleich zum Gefäßbindegewebe viel weniger mauserungsfreudige Oligodendroglia verantwortlich zu machen. Erst bei sehr hohen in einem kurzen Zeitraum applizierten Strahlendosen kommt eine nichtselektive Nekrose aller Gewebsarten zustande. Grundsätzlich erscheint uns die von Jellinger u. Sturm (1971) vertretene These, daß im Frühstadium eine zunächst subklinische Schädigung sowohl der Gefäße mit resultierender Blut-Hirnschrankenstörung als auch der Oligodendroglia mit nachfolgenden spongiösen Herden auftritt, einleuchtend. Aus radiobiologischer Sicht läßt sich aber die Auswirkung der in der Humanmedizin angewandten fraktionierten Bestrahlung auf Normalgewebe nur über eine mutagene Läsion mit Beeinflussung der Zellteilungsfähigkeit erklären. Je nach Ausmaß der Schädigung bzw. Anzahl der geschädigten Zellen werden die einsetzenden Reparierungsvorgänge zu einem Ersatz durch funktionstüchtige Zellen führen oder aber bei Zellteilung funktionsuntüchtiger Zellen entstehen. Bestimmend für das eine oder andere Resultat sind die lokalen Kompensationsmöglichkeiten, d. h. die regionale Vaskularisation im Falle der Annahme einer Endothelschädigung, und die Menge der applizierten Strahlendosis. Wir konnten in unserem Krankengut sowohl eine inverse Beziehung zwischen applizierter Strahlendosis und Dauer der Latenzzeit zeigen als auch eine Dosisabhängigkeit der neurologischen Ausfallerscheinungen dokumentieren. Daß auch der obengenannte regionale Faktor eine wesentliche Rolle spielt, belegt hierbei der Befund, daß für das Auftreten einer Strahlenmyelopathie im Thorakalbereich die applizierte Strahlendosis in den bekannten potentiellen Vasodefizienzbezirken signifikant niedriger war als in den restlichen thorakalen Segmenten. Besonders eindrucksvoll in diesem Zusammenhang sind unsere Befunde bei mehrfach bestrahlten Patienten, bei denen, auch wenn Dosisunterschiede bis zu 539 und 900 ret zu ermitteln waren, sich die neurologische Symptomatik in Vasodefizienzbereichen manifestierte, wobei neben dem oberen Brustmark auch der Bereich des Conus medullaris besonders gefährdet erscheint. Zusammenfassend lassen sich die *klinischen* Argumente für eine vaskuläre Entstehung der Strahlenmyelopathie wie folgt darstellen:

a) Auftreten klassischer Gefäßsyndrome: Wallenberg-Syndrom, Brown-Séquard-Syndrom, Spinalis-anterior-Syndrom;
b) Stufe der Sensiblitätsstörung;
c) gehäuftes Auftreten im Bereich von Vasodefizienzbezirken: oberes Thorakalmark und lumbosakral;

d) Sakkaden im Verlauf mit „schubartigen" plötzlichen Verschlechterungen.

   Welche praktischen Konsequenzen lassen sich aus den erhobenen Befunden ableiten? Da die Strahlenmyelopathie ein irreversibles Leiden ist
und eine wirkungsvolle Therapie nicht bekannt ist, sind Konsequenzen
vornehmlich für die Prophylaxe des Krankheitsbildes zu ziehen. Selbstverständlich soll aufgrund der vorliegenden Arbeit nicht die Notwendigkeit
einer Strahlentherapie grundsätzlich diskutiert werden. Es steht außer Frage, daß bei den hier beschriebenen Tumoren der Körpermittellinie der
Strahlenbehandlung eine kurative und oft lebensrettende Bedeutung zukommt, wie auch der Großteil der hier geschilderten Verläufe eindrucksvoll belegt. Vor allem in der Gruppe der Lymphogranulomatose und bei
den Patienten mit Bestrahlung paraortaler Lymphknoten bei Zustand
nach Seminomoperation wurde meist eine vollständige Heilung durch die
Radiatio erzielt. Betrachtet man die Inzidenzzahlen für das Auftreten von
Strahlenfolgen im Bereich des Rückenmarkes, so ist die Strahlenmyelopathie insgesamt nach wie vor eine seltene Komplikation der Strahlenbehandlung.
   Ziel der vorliegenden Abhandlung ist es vielmehr, an Hand der gesam-
melten großen Fallzahl zu überprüfen, ob und ggf. welche Möglichkeiten
bestehen, eine Strahlenbehandlung mit Belastung des Rückenmarkes so zu
optimieren, daß Strahlenfolgen vermieden werden. Ein wesentlicher Faktor ist hierbei natürlich eine Herabsetzung der Rückenmarksstrahlenbelastung auf ein Minimum. Daß hierbei die Ermittlung von sog. Rückenmarkstoleranzgrenzen keine ausreichende Sicherheit bietet, belegen sowohl eine Reihe von Fällen aus der Weltliteratur als auch ein Großteil der
von uns beschriebenen Kranken. Es zeigt sich, daß es Patienten gibt, die
Rückenmarksstrahlendosen von 1500 ret ohne neurologische Symptome
tolerieren, und daß andere nach Dosen von unter 1000 ret eine Strahlenmyelopathie entwickeln können. Bislang war diese Beobachtung als Ausdruck einer Idiosynkrasie interpretiert worden. Es wurde daran gedacht,
daß das Lebensalter des Patienten zum Zeitpunkt der Bestrahlung, Gefäßrisikofaktoren und die gleichzeitige Gabe von Zytostatika eine Rolle spielen könnten. Aufgrund unserer Ergebnisse können wir ein erhöhtes Strahlenmyelopathierisiko bei Vorliegen von Gefäßrisikofaktoren oder paralle-
ler Gabe von Zytostatika nicht bestätigen. Dem Lebensalter des Kranken
kommt nach unseren Beobachtungen lediglich eine Bedeutung im Hinblick auf den Zeitpunkt der Manifestation neurologischer Ausfälle zu.
Diese treten offensichtlich bei jüngeren Patienten früher auf. Von ent-
scheidender praktischer Bedeutung scheint uns aber die Beobachtung einer erhöhten Strahlenmyelopathiegefährdung in neuroanatomisch bekannten Vasodefizienzbezirken zu sein. Die Häufigkeit von neurologi-

schen Ausfällen in diesen Bereichen in unserem Krankengut und in der
Weltliteratur, sowie das von uns gefundene Auftreten von Strahlenmyelopathien in diesen Segmenten nach niedrigeren Strahlendosen stellen ge-
wichtige Argumente für die Annahme einer höhenlokalisatorisch unterschiedlichen Strahlensensibilität des Rückenmarkes dar. Diese Beobachtung kann auch erklären, warum in der Weltliteratur für die thorakale
Strahlenmyelopathie durchweg niedrigere Toleranzgrenzen als für die zervikale Form angegeben werden. Aufgrund unserer Ergebnisse lassen sich
zwei Bezirke einer besonderen Strahlenvulnerabilität des Rückenmarkes
abgrenzen: es sind dies der Bereich des oberen Thorakalmarkes von D 1
bis D 6 und der Lumbosakralbereich in Höhe des Conus medullaris. Diese
Höhenlokalisationen entsprechen den von Piscol (1972) ermittelten Vasodefizienzbezirken, wobei allerdings eine individuelle Variabilität der Zuflüsse über Wurzelarterien zu berücksichtigen ist. Unseres Erachtens sollten für die Bestrahlungsplanung aus den mitgeteilten Befunden Konsequenzen gezogen werden. Nachdem es mit den modernen Methoden der
Computertomographie möglich ist, das Malignom genau zu lokalisieren
und auch die Ausdehnung in kaudaler und kranialer Richtung durch koro-
nare Schichten festzulegen, kann die heutige Strahlenphysik mit compute-
risierter Ermittlung von Isodosen die zu erwartende Rückenmarksstrahlenbelastung vor Beginn der Radiatio rechnerisch ermitteln. Zumeist erfolgt die Bestrahlungsplanung in Höhe des größten Querdurchmessers des
zu behandelnden Malignoms. Wenn aufgrund der Tumorausdehnung die
Länge des Bestrahlungsfeldes Teile der angesprochenen Vasodefizienzbezirke des Rückenmarkes miteinbezieht, sollten in Zukunft zusätzliche Iso-
dosenermittlungen in Höhe dieser Segmente erfolgen. Nach unseren Ergebnissen sollte angestrebt werden, die Rückenmarksdosis im Bereich der
kritischen Zonen unter 20 Gy zu halten. Die entsprechende Isodose muß
in Höhe der kritischen Segmente gesondert berechnet werden, da aufgrund der physiologischen Wirbelsäulenkrümmung sich der Abstand zwischen Zielvolumen und Rückenmark in kraniokaudaler Richtung ändert.
Ein striktes Einhalten einer Maximalbelastung von 20 Gy im Bereich des
oberen Thorakalmarkes bzw. lumbosakral ist vor allem bei den Primärtumoren erforderlich, bei denen eine Dauerheilung durch die Strahlentherapie zu erwarten ist. Es sind dies in erster Linie das maligne Lymphom und
das Seminom. Andererseits wird es z. B. beim metastasierenden Mammakarzinom mit Wirbelsäulenmetastasen selbstverständlich nicht möglich
sein, bei Vorliegen von Wirbelmetastasen im kritischen Bereich eine höhere Strahlenbelastung mit dem Risiko einer Strahlenmyelopathie zu vermeiden. Doch muß hier berücksichtigt werden, daß — wenn eine Strahlentherapie unterbleibt — der Kranke durch die Wirbelsäulenmetastase per se
querschnittsgefährdet ist.

Aufgrund der modernen strahlentherapeutischen Möglichkeiten ist es möglich, die Rückenmarksstrahlenbelastung bei außerhalb des Wirbelkörpers liegendem Tumor unterhalb der niedrigsten bekannten Strahlenmyelopathiedosis von 20 Gy zu halten. Dieses Ziel läßt sich zum einen durch den vermehrten Einsatz einer Bewegungsbestrahlung mit genau vorkalkulierten Feldern erreichen (vgl. Abb. 2). Zum anderen ist es die zunehmende Verwendung von Strahlenquellen mit exakter Tiefenwirkung und raschem Dosisabfall jenseits des Zielvolumens, welche dieses Ziel ermöglicht. Zu denken ist hierbei in erster Linie an die Verwendung von schnellen Elektronen durch Linearbeschleuniger. Da mit zunehmender Größe des Bestrahlungsfeldes das Risiko, einen individuellen vasodefizienten Bezirk mitzubestrahlen, größer wird, ist dabei grundsätzlich ein möglichst kleines Bestrahlungsfeld anzustreben. Selbstverständlich müssen sich aber nach wie vor die Bestrahlungsbedingungen in erster Linie an dem zu bestrahlenden Zielvolumen orientieren, wobei jedoch der Rückenmarksgefährdung in Abhängigkeit von individuellen Faktoren Rechnung getragen werden muß. So kann ein Tumor mit infauster Prognose quoad vitam höher bestrahlt werden als ein Malignom mit guter Langzeitprognose; junge Patienten, bei denen sich potentielle neurologische Ausfälle früher manifestieren, sollten auch bei schlechter Überlebensprognose eine geringere Rückenmarksstrahlenbelastung erhalten, und Therapiemaßnahmen, die nach den Angaben der Literatur das Strahlenmyelopathierisiko erhöhen (Hyperthermie – vornehmlich Ganzkörperhyperthermie –, Bestrahlung unter Sauerstoffbedingungen) sollten vermieden werden. Bezüglich des Einflusses von Zytostatika bei Strahlenbehandlung mit nachfolgendem Auftreten von Rückenmarksstrahlenfolgen sollten systematisch Daten zur zeitlichen Abfolge der Therapiemaßnahmen und zur Latenzzeit gesammelt werden. Sollte sich hierbei der von uns beobachtete Trend zu längeren Latenzzeiten bei simultaner Zytostatikatherapie bestätigen, wäre bei Kranken mit infauster Prognose quoad vitam, d. h. bei einer palliativen Bestrahlung, die gleichzeitige Gabe von Zytostatika eher zu befürworten. Möglicherweise ließe sich hierdurch erreichen, daß im Einzelfall eine mögliche Strahlenmyelopathie aufgrund der verlängerten Latenzzeit nicht mehr erlebt wird. Vor allem bei der Strahlenmyelopathie vom spastisch-dissoziierten Typ sollte eine medikamentöse Therapie mit Antikoagulantien beim Auftreten der ersten neurologischen Symptome in Erwägung gezogen werden.

9 Zusammenfassung

Nach einer schwerpunktmäßig gewichteten Literaturübersicht werden die Krankengeschichten von 43 Patienten mit Strahlenfolgen nach Strahlentherapie eines Malignoms der Körpermittellinie analysiert. Es lagen bei einem Patienten Strahlenfolgen der Medulla oblongata, bei 2 Patienten eine zervikodorsale, bei 28 Patienten eine thorakale Strahlenmyelopathie und bei 12 Kranken lumbosakrale Strahlenfolgen vor. Während die höchste Lokalisation im Bereich des verlängerten Markes zu einem Alternanssyndrom führte, resultierten bei der zervikalen und thorakalen Form der Strahlenmyelopathie ein Brown-Séquard-, Spinalis-anterior- oder Transversalsyndrom mit im Vordergrund stehenden Zeichen der Schädigung von Pyramidenbahn und Tractus spinothalamicus. Die Bezeichnung spastisch-dissoziierte Form der Strahlenmyelopathie wird für diese Gruppe vorgeschlagen. Bei den lumbosakralen Strahlenfolgen kann sich aus einem reinen motorischen Vorderhornsyndrom über eine dissoziierte Sensibilitätsstörung ein komplettes Kauda-Conus-Syndrom entwickeln; aufgrund der klinischen Befunde ist in der Mehrzahl der Fälle eine Läsion in Höhe des Conus medullaris zu postulieren.

Häufigstes Initialsymptom waren sensible Reizerscheinungen vornehmlich in Form von brennenden Schmerzen oder Kälteparästhesien. Die neurologischen Ausfälle waren meist progredient, bei der spastisch-dissoziierten Form durchschnittlich über 12 Monate, bei der schlaffen Form bis zu einem Zeitraum von 10 Jahren.

Die Latenzzeit zwischen Beendigung der Strahlentherapie und Auftreten der ersten neurologischen Symptome betrug bei der Strahlenmyelopathie vom spastisch-dissoziierten Typ 8 Monate (Medianwert), bei den lumbosakralen Strahlenfolgen 33 Monate. Für das Gesamtkollektiv ließ sich eine inverse Beziehung zwischen applizierter Rückenmarksstrahlendosis und Latenzzeit nachweisen ($p < 0,05$). Darüber hinaus fand sich für die Gruppe der thorakalen Strahlenmyelopathien eine positive Beziehung zwischen Lebensalter der Patienten und Latenzzeit ($p < 0,05$). Patienten, die simultan mit Zytostatika behandelt worden waren, zeigten eine längere Latenzzeit als das restliche Kollektiv ($p < 0,1$).

Höhenlokalisatorisch bestand bei der spastisch-dissoziierten Strahlenmyelopathie eine deutliche Bevorzugung des oberen Brustmarkes mit Betonung des Segmentes D 4 (56,7%); die applizierte Rückenmarksstrahlendosis lag in den oberen thorakalen Segmenten signifikant niedriger als bei den Patienten mit Ausfällen im restlichen Thorakalmark ($p < 0,02$).

Lumbosakrale Strahlenfolgen traten mit einem Medianwert von 43 Gy bzw. 1278 ret durchschnittlich nach niedrigeren Dosen als die Strahlenmyelopathie vom spastisch-dissoziierten Typ (54 Gy bzw. 1544,5 ret) auf ($p < 0,1$).

Für die neurologischen Ausfallerscheinungen ließ sich eine Dosisabhängigkeit nachweisen: Während im Gesamtkollektiv diejenigen Patienten mit einer mehr oder weniger kompletten Querschnittslähmung mit 1495 ret eine signifikant höhere Strahlendosis als jene mit partiellen Ausfällen (1246 ret) erhalten hatten ($p < 0{,}025$), fand sich in der Gruppe der spastisch-dissoziierten Strahlenmyelopathie ein höchst wahrscheinlicher Unterschied der Strahlendosis im Hinblick auf das Initialsyndrom ($p < 0{,}06$).

63% der Kranken mit einer thorakalen Strahlenmyelopathie starben nach einer durchschnittlichen Überlebenszeit von 17 Monaten nach Auftreten der Myelopathie, in knapp der Hälfte war das neurologische Krankheitsbild für den Tod verantwortlich. Prognostisch ungünstige Zeichen waren in dieser Gruppe das Auftreten einer Blasenlähmung und eine Läsionshöhe im Bereich des oberen Thorakalmarkes. Lediglich 2 Patienten mit einer Strahlenmyelopathie vom spastisch-dissoziierten Typ zeigten keine Befundprogredienz; meist resultierte ein mehr oder weniger komplettes Querschnittssyndrom.

Bei den lumbosakralen Strahlenfolgen verstarb lediglich 1 Patient durch einen Unfall. Die neurologische Symptomatik schritt aber in dieser Gruppe über Jahre fort, bei 2 Patienten kam es zu einem schweren Kauda-Conus-Syndrom.

Die Nachbeobachtungszeit der Kranken variierte zwischen 2 und 12 Jahren. Von 5 Patienten werden pathologische Befunde mitgeteilt.

Gefäßrisikofaktoren hatten keinen Einfluß auf Latenzzeit und Schweregrad der neurologischen Ausfälle. Mit Ausnahme von 2 Patienten mit einer thorakalen Strahlenmyelopathie, die eine umschriebene Atrophie des Rückenmarkes im betroffenen Bereich zeigten, ergaben die neuroradiologischen Untersuchungen (Myelographie, Computertomographie, Nuklearmagnetresonanzuntersuchung) unauffällige Befunde. Der lumbal entnommene Liquor war zumeist unauffällig. Eine unspezifische Pleozytose sahen wir bei 4 Patienten mit einer thorakalen Strahlenmyelopathie, bei insgesamt 9 Patienten bestand eine mäßiggradige Proteinerhöhung. Bei den lumbosakralen Strahlenfolgen waren die Patienten mit einer Eiweißerhöhung im Liquor im Median jünger als das Restkollektiv ($p < 0{,}06$).

Ein Zoster segmentalis trat bei 3 Patienten mit thorakaler Strahlenmyelopathie während der Latenzzeit auf, in allen Fällen stimmten Lokalisation der Gürtelrose und der Strahlenmyelopathie überein.

Bei 16 Patienten wurden über mehrere Strahlenfelder, ohne daß eine Überlappung vorlag, sowohl zervikale, thorakale und lumbale Rückenmarksabschnitte mitbestrahlt. 6 Kranke zeigten trotz einer teilweise deutlich höheren Strahlenbelastung im Bereich anderer Bestrahlungsfelder ihre neurologischen Ausfälle in Höhe des oberen Thorakalmarkes oder lumbosakral.

Aufgrund der erhobenen Befunde wird in der Pathogenese der Strahlenfolgen des Rückenmarkes einer mutagenen Endothelschädigung für die

Entwicklung der klinischen Symptomatik die größte Bedeutung beigemessen. Die Latenzzeit wird als Funktion der Zellteilungsrate des Endothels in Abhängigkeit vom Lebensalter des Patienten interpretiert. Die nachgewiesene erhöhte Radiovulnerabilität im Bereich des oberen Thorakalmarkes und der Lumbosakralregion wird auf die neuroanatomischen Gegebenheiten einer Vasodefizienz in diesen Bezirken zurückgeführt. Konsequenzen hinsichtlich der Prophylaxe von Strahlenfolgen werden diskutiert.

100

10 Summary

After a review of the world literature, the case histories of 43 patients with radiation myelopathy are analyzed. In 1 patient there was a radiation injury of the medulla oblongata, in 2, cervical, in 28, thoracic, and in 12, lumbosacral. In the medulla oblongata lesion an alternans syndrome resulted. The patients with cervical and thoracic radiation myelopathies presented with a Brown-Séquard syndrome, a spinalis anterior syndrome or a transversal syndrome with pyramidal and spinothalamic tract involvement as the most prominent signs. For this group the term "pyramidal-spinothalamic radiation myelopathy" is proposed. In lumbosacral radiation lesions a pure anterior horn syndrome may lead to spinothalamic tract involvement and the development of a cauda conus syndrome. The clinical presentation of these cases suggests that the location of the radiation lesion is most likely the region of the conus medullaris.

The most frequent initial symptom was dysesthesia; the patients complained of burning pain or a feeling of coldness. Usually the neurological deficits were progressive, in pyramidal-spinothalamic radiation myelopathy over 12 months in average, in lumbosacral radiation lesions up to 10 years.

The latent period between the finish of radiation therapy and the first neurological signs was 8 months (median) in cervical and thoracic myelopathy and 33 months in lumbosacral lesions. For the entire group of 43 patients there was an inverse relationship between the radiation dose (ret) and the latent period (regression analysis, $p < 0.05$). A positive relation could be demonstrated between the age of patients at the time of radiation therapy and the latent period (regression analysis, $p < 0.05$). Patients simultaneously receiving cytostatic drugs presented after a longer latent period than the remaining group (U-test, $p < 0.1$).

In pyramidal-spinothalamic radiation myelopathy the lesions showed a clear preference for the upper thoracic spinal cord, especially of the segment D 4 (56.7%). The responsible radiation doses in this region were significantly lower than that in myelopathies of the remaining thoracic segments (U-test, $p < 0.02$). Lumbosacral radiation lesions resulted after a median radiation dose of 43 Gy or 1.278 ret, cervical and thoracic radiation lesions after a median of 54 Gy or 1.544, 5 ret (U-test, $p < 0.1$).

For the neurological deficit in radiation myelopathy a dose dependency could be demonstrated. The radiation dose in complete transversal lesions (median 1.495 ret) was significantly higher than in partial lesions (median 1.246 ret; U-test, $p < 0.025$). In pyramidal-spinothalamic radiation myelopathies the radiation dose differed in relation to the initial syndromes.

Of the patients with a cervical or thoracic radiation myelopathy 63% died after an average survival period of 17 months; in about one-half of these myelopathy was the cause of death. Bad prognostic signs were the development of bladder dysfunction or lesion localization in the upper thoracic cord. Only two patients showed no progression of their myelopathies.

In lumbosacral radiation lesions only one patient died, independently from his disease in a traffic-accident. In this group of patients the neurological deficits were progressive over years, in two cases there resulted a severe cauda-conus-syndrome. Reexaminations were performed in all cases over a period between 2 and 12 years. In five patients neuropathological findings are reported.

Vascular risk factors did not influence the latent period nor the severity of the myelopathy. In general, neuroradiological examinations (myelography, computed tomography, nuclear magnetic resonance imaging) revealed no pathological findings. In two cases there was a circumscript atrophy of the spinal cord detectable in the region involved.

CSF findings were usually normal. In four patients with a thoracic radiation myelopathy, an unspecific pleocytosis existed, and nine patients presented with an increase of CSF proteins. In lumbosacral radiation lesions the patients with an elevation of proteins were younger than those without this finding (U-test, $p < 0.06$).

Herpes zoster developed in three patients with thoracic radiation myelopathy during the latent period; in each instance the localization of zoster was the same as that of the myelopathy.

Radiation therapy was performed in 16 patients over more than one field including cervical, thoracic, and lumbosacral parts of the spinal cord without detectable overlapping of radiation fields. Instead of much higher radiation doses in other parts of the spinal cord, radiation myelopathy developed in six patients in the upper thoracic cord or lumbosacral.

Owing to these findings a mutagene lesion of endothelial cells is proposed in the pathogenesis of radiation myelopathy. The latent period is interpreted as a function of the rate of cell reproduction as dependent on the age of the patient. The reported higher radiovulnerability of the upper thoracic spinal cord and the conus medullaris region may be caused by a vasodeficiency in these parts. In view of the prophylaxis of radiation lesions, consequences for the planning of radiation therapy are discussed.

Literatur

Abadir R (1980) Radiation myelitis: Can diagnosis be unequivocal without histological evidence? Int J Radiat Oncol Biol Phys 6:649–650

Abbatucci JS, Delozier T, Quint R (1978) Radiation myelopathy of the cervical spinal cord: Time, dose and volume factors. Int J Radiat Oncol Biol Phys 4:239–248

Abramson N, Cavanaugh PJ (1973) Short-course radiation therapy in carcinoma of the lung. Radiology 108:685–690

Ahlbom HE (1941) The results of radiotherapy of hypopharyngeal cancer at the radium hemmet, Stockholm 1930–1939. Acta Radiol (Stockh) 22:155–171

Aho K, Sainio K (1983) Late irradiation-induced lesions of the lumbosacral plexus. Neurology 33:953–955

Alajouanine T, Lhermitte F, Cambier J, Gautier JC (1961) Les lésiones post-radiotherapiques tardives du système nerveux central: à propos d'une observation anatomoclinique de myélopathie cervicale. Rev Neurol (Paris) 105:9–21

Albert HH von (1980) Strahlenmyelopathie. Dtsch Med Wochenschr 105:1033–1034

Allen JC (1978) The effects of cancer therapy on the nervous system. J Pediatr 93:903–909

Arnold A, Bailey P, Harvey RA, Hasset LL, Laughlin JS (1954) Changes in the central nervous system following irradiation with 23 MeV X-rays from the betatron. Radiology 62:37–46

Arnould G, Weber M, Brichet B, Werner JE, Oudot P, Manciaux MA (1978) Myelopathies post-radiotherapiques Ann Med Nancy 17:31–34

Asscher AW, Anson SG (1962) Arterial hypertension and irradiation damage to the nervous system. Lancet II:1343–1346

Asscher AW, Wilson C, Anson SG (1961) Sensitisation of bloodvessels to hypertensive damage by x-irradiation. Lancet I:580–583

Atkins HL, Tretter P (1966) Time-dose considerations in radiation myelopathy. Acta Radiol 5:79–94

Baekmark UB (1975) Neurological complications after irradiation of the cervical spinal cord for malignant tumor of the head and neck. Acta Radiol 14:33–41

Baldus S (1966) Über Spätschäden am Rückenmark nach Bestrahlung von Tumoren im Kopf- und Halsbereich. Z Laryng Rhinol 45:123–129

Ballantyne AJ (1975) Late sequelae of radiation therapy in cancer of the head and neck with particular reference to the nasopharynx. Am J Surg 130:433–436

Ballweg GP, Donnenfeld H, Chusid JG (1976) Subacute radiation myelopathy in a 12 year old boy. Childs Brain 2:195–201

Balthasar K, Eschner E (1962) On delayed post radiation myelopathy. In: Jacob H (ed) 4. Internat. Congr. of Neuropathology Proc., Vol 3. Thieme, Stuttgart, pp 221–222

Bates TD, Peters LJ (1975) Dangers of the clinical use of the NSD formula for small fraction numbers. Br J Radiol 48:773

Beclere A (1927) Radiotherapy in tumors of the cerebrospinal unity: Dangers to be avoided. Am J Phys Ther 3:539

Beduhn D, Kuttig H (1967) Die Bewegungsbestrahlung der paraortalen Lymphknoten mit Co^{60} Gammastrahlen. Strahlentherapie 132:481–486

Belmusto L, Owens G, De la Pava S (1966) Aspects of intramedullary spinal cord metastases. NY St J Med 66:2273–2281

Berdjis CC (1971) Pathology of irradiation. Williams & Wilkins Baltimore

Berendes K, Dörstelmann D (1977) Strahlenmyelopathie – Zwei ungewöhnliche Verläufe. J Neurol 216:73–76

Berg NO, Lindgren M (1958) Time dose relationship and morphology of delayed radiation lesions of the brain of rabbit. Acta Radiol [Suppl] 167:1–118

Berge G, Brun A, Hakansson CH, Lindgren M, Nordberg UB (1974) Sensitivity to irradiation of the brain stem. Cancer 33:1263–1268

Bergeder HD (1962) Grundlagen der biologischen Strahlenwirkung und Strahlenschäden. Ergeb Allg Pathol Pathol Anat 42:1–33

Bergonié J, Tribondeau L (1906) Interprétation de quelques resultats de la radiotherapie et essai de fixation d'une technique rationelle. CR Acad Sci (Paris) 143:985–995

Berlit P (1985) Die lumbale Strahlenmyelopathie. Kasuistischer Beitrag zur Lokalisation lumbaler Bestrahlungsfolgen. Nervenarzt 56:206–209

Berlit P, Gänshirt H (1985) Metastasen des Nervensystems. Nervenarzt 56:410–416

Berlit P, Schwechheimer K (1987) Neuropathological findings in radiation myelopathy of the lumbosacral cord. Eur Neurol, in press

Bhavilai D (1974) Inadvertent destruction of the spinal cord by radiation therapy. Surg Neurol 2:333

Black MJ, Motaghedi B, Robitaille Y (1980) Transverse myelitis. Laryngoscope 90:847–852

Bloomer H, Hellmann AG (1975) Normal tissue responses to radiation therapy. N Engl J Med 293:80–86

Bode U (1982) Nebenwirkungen antineoplastischer Therapie auf das kindliche Nervensystem. Klin Pädiatr 194:351–358

Boden G (1948) Radiation myelitis of the cervical spinal cord. Br J Radiol 21:464–469

Boden G (1950) Radiation myelitis of brain stem. J Fac Radiologists 2:79–94

Bonduelle MM, Bouygues P, Ramy AE (1958) Myélopathie cervicale post-radiothérapique. Rev Neurol 2:310–312

Breit A (1966) Die Strahlentoleranz des Rückenmarks. Strahlentherapie 62:77–83

Breit A, Ducho E, Scholz W (1958) Experimentelle Spätschäden des Rückenmarks nach Röntgen-Pendelbestrahlung. Zentralblatt Ges Neurol Psychiatr 147:7–8

Brinkley D, Masters HE (1967) The depth of the spinal cord below the skin. Br J Radiol 40:66–68

Brown WJ, Kagan AR (1978) An examination of the pathology of radiation myelopathy following megavoltage irradiation. Bull Los Angeles Neurol Soc 4:12–26

Brown WJ, Kagan AR (1978) A comparison of myelopathy associated with megavoltage irradiation and remote cancer. Bull Los Angeles Neurol Soc 43:12–26

Buchholz A, Daehn I (1980) Zur Strahlenmyelopathie nach Bestrahlung eines Larynxkarzinoms. Psychiatr Neurol Med Psychol 32:663–668

Burns RJ, Jones AN, Robertson JS (1972) Pathology of radiation myelopathy. J Neurol Neurosurg Psychiatry 35:888–898

Busse O, Wieland C, Egge M (1975) Strahlenspätschäden des Thorakalmarkes nach Telegamma-Bestrahlung im Thoraxbereich. Med Klin 70:385–391

Byfield JE (1972) Ionizing radiation and vincristine. Possible neurotoxic synergism. Radiol Clin Biol 41:129–131

Carrington K, Fowler FD, Bering EA (1959) Acute effects of x-radiation on reflex-arcs of the spinal cord. Neurology 9:251–255

Carsten A, Zeman W (1966) The control of variables in radiopathological studies on mammalian nervous tissue. Int J Radiat Biol 10:65–74

Carvalho RRD, Brandt RA, Stecca J (1972) Mielopatia cervical apos irradiacao simulando tumor medular. Arq Neuropsiquiatr 30:340–347

Castaigne P, Cambier J, Escourolle R, Lechevalier B, Tanzer J, Lhuillier M (1970) Les myélopathies post-radiotherapiques au cours de maladie de Hodgkin. A propos de 4 observations. Rev Neurol 123:369–386

Castlemann B (ed) (1973) Case records of the Massachusetts General Hospital. Case 30–1973. N Engl J Med 289:203–212

Cervos-Navarro J (1964) Elektronenmikroskopische Befunde an den Capillaren des Kaninchengehirns nach der Einwirkung ionisierender Strahlen. Arch Psychiatr Nervenkr 205:204–222

Charbonnel A, Bonnard J, Feve JR, Charbonnel B, Grissac HD (1970) Les myélopathies postradiothérapiques. Immex 7:1277–1280

Clemente CD, Richardson HE jr (1962) Some observations on radiation effects on the blood brain barrier and cerebral blood vessels. In: Halsey TJ, Snider RS (eds) Response of the nervous system to ionizing radiation. Academic Press, New York, pp 411–428

Clergue G (1965) Contribution a l'étude des myélopathies postradiotherapiques. These Méd., Paris

Clifton MD, Amromin GD, Perry MC, Abadir R, Watts C, Levy N (1980) Spinal cord glioma following irradiation for Hodgkin's disease. Cancer 45:2051–2055

Combes PF, Daly N, Schlienger M, Umeau H (1975) Les myélopathies radiques tardives progressives. Etude de 27 observations. J Radiol 56:815–825

Coy P, Baker S, Dolman CL (1969) Progressive myelopathy due to radiation. Can Med Assoc J 100:1129–1133

Coy P, Dolman CL (1971) Radiation myelopathy in relation to oxygen level. Br J Radiol 44:705–707

Critsotakis J, Rousta B, Zander E (1974) Myelopathie cervicale post-actinique. Praxis 63:1137–1142

Davidoff LM, Dyke CG, Elsberg CA, Tarlov IM (1938) The effect of radiation applied directly to the brain and spinal cord. Radiology 31:451–463

DeMichele G, Barbieri F, De Falco FA, Mansi D, Santoro L (1979) Radiation myelopathy. Report of three cases. Acta Neurol Napoli 34:263–270

DiChiro G, Herdt JR (1973) Angiographic demonstration of spinal cord arterial occlusion in postradiation myelomalacia. Radiology 106:317–319

Dihlmann W (1960) Zur Morphologie, Theorie und Problematik der Strahlenspätschäden im Zentralnervensystem. Strahlentherapie 112:567–586

Dihlmann W (1961) Die Strahlenspätschäden im Zentralnervensystem und ihre Beziehungen zu Strahlenschädigungen in anderen Organen. Med Welt 26:1375–1380

Dische S, Martin WMC, Anderson P (1981) Radiation myelopathy in patients treated for carcinoma of bronchus using a six fraction regime of radiotherapy. Br J Radiol 54:29–35

Dorfman LJ, Donaldson SS, Gupta PR, Bosley TM (1982) Electrophysiologic evidence of subclinical injury to the posterior columns of the human spinal cord after therapeutic radiation. Cancer 50:2815–2819

Douglas MA, Parks LC, Bebin J (1981) Sudden myelopathy secondary to therapeutic total-body hyperthermia after spinal-cord irradiation. N Engl J Med 304:583–585

Durkovsky J (1975) Radiation myelopathies. CS Radiol 29:173–178

Dynes JB (1960) Radiation myelopathy. Trans Am Neurol Assoc 85:51–55

Dynes JB, Smedal MI (1960) Radiation myelitis. Am J Roentgenol 83:78–87

Edelson RN, Deck MDF, Posner JB (1972) Intramedullary spinal cord metastases. Neurology 22:1222–1231

Egawa J, Watari T, Takenaka E, Asakura H (1970) Five cases of radiation myelitis. Rinsho Hoshasen (Tokyo) 15:758–763

Eichhorn HJ, Lessel A, Rotte KH (1972) Einfluß verschiedener Bestrahlungsrhythmen auf Tumor- und Normalgewebe in vivo. Strahlentherapie 143:614–629

Ellis F (1968) Relationship of biological effect to dose-time-fractionation factors in radiotherapy. In: Ebert M, Howard A (eds) Current topics in radiation research, Vol IV. Wiley, New York, pp 357–397

Ellis F (1969) Dose, time and fractionation: A clinical hypothesis. Clin Radiol 20:1–7

Epstein JA, Epstein BS, Lavine LS, Carras R, Rosenthal AD (1978) Cervical myeloradiculopathy caused by arthrotic hypertrophy of the posterior facets and laminae. J Neurosurg 49:387–392

Ernst H (1980) Strahlenreaktionen – Bestrahlungsfolgen – Strahlenschäden. Diagnostik 13:291–294

Eyster EF, Wilson CB (1970) Radiation myelopathy. J Neurosurg 32:414–420

Ferrero RGA, Obarrio JM (1965) Myelopathy following teletherapy with radioactive cobalt. J Neurol Sci 2:446–450

Feudell P (1979) Zur Problematik der radiogenen spinalen Amyotrophie. Neurologija (Zagreb) 27:103–106

Figini HA, Grosz D (1970) Mielopatia cervical por irradiacion. Prensa Med Argentina 57:1755–1758

Fischer E (1964) Røntgenlaesion af medulla spinalis. Ugeskr Laeg 126:1368–1371

Fishman RA (1975) Letter. N Engl J Med 292:669

Fitzgerald RH, Marks RD, Wallace KM (1982) Chronic radiation myelitis. Radiation 144:609–612

Flaskamp W (1930) Über Röntgenschäden und Schäden durch radioaktive Substanzen. Sonderband zur Strahlentherapie, Bd XII

Fletcher GH, Maccomb WS (1962) Radiation therapy in the management of cancers of the oral cavity and oropharynx. Thomas, Springfield, Ill.

Fletcher GH, Million RR (1965) Malignant tumors of the nasopharynx. Am J Roentgenol 93:44–51

Fogelholm R, Haltia M, Andersson LC (1974) Radiation myelopathy of cervical spinal cord simulating intramedullary neoplasm. J Neurol Neurosurg Psychiatry 37:1177–1180

Foix C, Alajouanine T (1926) La myélite nécrotique subaique. Rev Neurol 33:1–19

Fournier D von, Nemeth G, Kuttig H (1973) Bisegmentale Pendelbestrahlung der aortalen Lymphknoten unter Auslenkung des Nutzstrahlenbündels mit ultraharten Röntgenstrahlen des 42 MeV-Betatrons. Strahlentherapie 146:43–51

Frank A, Girgensohn H, Engel R (1962) Spätschäden am Rückenmark nach Röntgenbestrahlung. Med Klin 17:740–743

Franke H (1963) Die Strahlenempfindlichkeit des menschlichen Rückenmarks. Fortschr Med 81:345–350

Friedman M (1954) Calculated risks of radiation injury of normal tissue in the treatment of cancer of the testis. Proc Second National Cancer Conf 1:390–400

Friedman M (1959) Normal tissue tolerance. In: Roentgens, rads and riddles. US-Atomic Energy Comm., pp 217–231

Fröscher W (1976) Die Strahlenschädigung des Rückenmarks. Fortschr Neurol Psychiatr 44:94–135

Fröscher W, Müller J, Vahar-Matiar H (1975) Ein Beitrag zur Strahlenmyelopathie. Nervenarzt 46:391–396

Froissart M, Mizon JP, Leroux JL, Demay JP (1977) Myelopathie radique tardive a forme pseudo-tumorale. Lille Med 22:171–173

Gänshirt H (1975) Strahlenmyelopathie. Nervenarzt 46:562–568

Gänshirt H (1978) Strahlenmyelopathie. Med Welt 29:261–264

Geraci JP, Jackson KL, Christensen GM, Thrower PD, Mariano M (1978) RBE for late spinal cord injury following multiple fractions of neutrons. Radiat Res 74:382–386

Gilbert HA, Kagan AR (eds) (1980) Radiation damage to the nervous system. A delayed therapeutical hazard. Raven Press, New York

Girard PF, Tommasi M, Rochet M (1964) La radionécrose postthérapeutique tardive du névraxe. Ann Anat Path 2:165–180

Glanzmann C, Aberle HG, Horst W (1976) The risk of chronic progressive radiation myelopathy. Strahlentherapie 152:363–372

Glicksman AS, Nickson JJ (1973) Acute and late reactions to irradiation in the treatment of Hodgkin's disease. Arch Intern Med 131:369–373

Godwin-Austen RB, Howell DA, Worthington B (1975) Observations on radiation myelopathy. Brain 98:557–568

Goldberg ID, Bloomer WD, Dawson DM (1982) Nervous system toxic effects of cancer therapy. JAMA 247:1437–1441

Greenfield MM, Stark FM (1948) Post-irradiation neuropathy. Am J Roentgenol 60:617–622

Gyenes G (1972) Dose distribution with high voltage irradiation of mediastinal Hodgkin's disease. Strahlentherapie 144:591–594

Haltia M, Fogelholm R, Andersson L (1974) Delayed radiation myelopathy. Duodecim (Helsinki) 90:602–606

Hatlevoll R, Høst H, Kaalhus O (1983) Myelopathy following radiotherapy of bronchial carcinoma with large single fractions: A retrospective study. Int J Rad Oncol Biol Phys 9:41–44

Haymaker W (1970) Delayed reactions in the brain of monkeys following radiation exposure. 6. Intern. Kongr. f. Neuropathologie Paris. Masson, Paris, pp 211–217

Held F, Panther W, Schröter P (1964) Strahlenschäden am Halsmark nach therapeutischer Malignombestrahlung. Radiobiol Radiother (Berl) 5:419–428   .

Henry P, Castaigne G, Hoerni B, Touchard J (1971) La myélopathie progressive post-radiothérapeutique tardive. J Neurol Sci 14:325–340

Herrick MK, Mills PE (1971) Infarction of spinal cord. Arch Neurol 24:228–241

Heuss K, Hoeffken W (1972) Zur Anwendung exzentrischer Pendelbestrahlungen mit einem 42 MeV-Betatron in der Tiefentherapie. Strahlentherapie 143:485–493

Hicks SP (1953) Effects of ionizing radiation on adult and embryonic nervous system. Res Publ Assoc Nerv Ment Dis 32:439–462

Hoed-Sijtsema S, Den S, Kaalen JG, Crezee P (1971) The influence of the dose per fraction on radiation damage to the myelum. Radiol Clin Biol 40:89–95

Hogan EL, Krigman MR (1973) Herpes-zoster-Myelitis. Arch Neurol 29:309–313

Holdorff B (1978) Beinplexus- und Kaudawurzelläsionen durch ionisierende Strahlen. Akt Neurol 5:23–27

Holdorff B (1980) Dose effect relationships in cervical and thoracic radiation myelopathies. Acta Radiol Oncol 19:271–277

Holdorff B, Schiffter R (1971) Strahlenspätnekrosen des Hirnstammes einschließlich Hypothalamus nach Bestrahlung mit ultraharten Röntgenstrahlen und schnellen Elektronen. Acta Neurochir 25:37–56

Hopewell JW (1979) Late radiation damage to the central nervous system: A radiobiological interpretation. Neuropathol Appl Neurobiol 5:329–343

Hopewell JW (1979) Hyperbaric oxygen after irradiation and its effect on the production of radiation myelitis. Int J Radiat Oncol Biol Phys 5:1917

Hopewell JW, Wright EA (1970) The nature of latent cerebral irradiation damage and its modification by hypertension. Br J Radiol 43:161–167

Hopfan S, Reid A, Simpson L, Ager PL (1977) Clinical complications arising from overlapping of adjacent radiation fields – physical and technical considerations. Int J Radiat Oncol Biol Phys 2:801–808

Hori Y, Yokoyama M, Kitabatake T (1973) Autopsy case of radiation myelitis. Rinsho Hosha 18:178–182

Hornsey S, White A (1980) Isoeffect curve for radiation myelopathy. Br J Radiol 53:168–169

Howell DA (1979) Radiation myelopathy. Develop Med Child Neurol 21:653–656

Hubbard BM (1978) Late effects of ionizing radiation on the central nervous system of the rat. D Phil Thesis, University of Oxford

Hubbard BM, Hopewell JW (1978) The dose – latent period relationship in the irradiated cervical spinal cord of the rat. Radiology 128:779–781

Hung TP (1968) Myelopathy following radiotherapy of nasopharyngeal carcinoma. Proc Austral Assoc Neurol (Melbourne) 5:421–428

Ikuno Y, Okamura J, Taska H, Kotoo Y (1978) A case of lymphosarcoma complicated with radiation induced myelopathy and pericarditis, who died of leukoencephalopathy. Rinsho-Ketsueki 19:1402–1408

Innes JRM, Carsten A (1961) Demyelinating or malacic myelopathy. Arch Neurol 4:190–194

Ishida Y, Hashiba Y, Kanda H, Tanaka T, Niibe H (1973) An autopsy case of radiation myelopathy. Acta Pathol Jap 23:385–395

Itabashi HH, Bebin J, Dejong RN (1957) Postirradiation cervical myelopathy. Report of two cases. Neurology 7:844–852

Jacobsson F (1951) Carcinoma of the hypopharynx. Acta Radiol 35:1–21

Jellinger K (1972) Durchblutungsstörungen des Rückenmarks. Nervenarzt 43:549–556

Jellinger K (1977) Human central nervous system lesions following radiation therapy. Zentralbl Neurochir 38:199–220

Jellinger K, Sturm KW (1971) Delayed radiation myelopathy in man. Report of twelve necropsy cases. J Neurol Sci 14:389–408

Jerusalem F (1972) Paraneoplastische Syndrome und Krankheitsbilder. Nervenarzt 43:169–175

Jones A (1964) Transient radiation myelopathy. Br J Radiol 37:727–744

Kaeser HE (1980) Zur Frage der Behandlung der chronisch-progredienten Strahlenmyelopathie. Dtsch Med Wochenschr 105:446–447 und 1033–1034

Kahr H (1956) Zur Kenntnis des anatomischen Bildes und des Entstehungsmechanismus der Strahlencephalopathie. Radiol Austriaca 9:159–174

Kaplan HS (1972) Hodgkin's disease. Cambridge, Harvard Univ. Press

Karp SJ, Souhami RL, Hoffbrand BI (1984) Cauda equina compression – an uncommon presentation of diffuse lymphocytic lymphoma. Brain 107:653

Khairushes ZA, Perzadaev AN, Balmukhanov SB, Abdrakhmanov ZN (1972) Radiation myelitis associated with gammatherapy of cancer of the esophagus and lungs. Med Radiol 17:33–45

Kim RC, Shmith HR, Henbest ML, Choi BH (1984) Nonhemorrhagic venous infarction of the spinal cord. Ann Neurol 15:379–385

Kim YH, Fayos JV (1981) Radiation tolerance of the cervical spinal cord. Radiology 139:473–478

Kitamura H, Kameda Y, Yoshimura Y, Nagaoka S, Takaki S, Nagatsuka A (1979) Delayed radiation myelopathy. Yokohama Med Bull 30:61–69

Kozuka T, Kawamura J, Terashita H (1964) Radiation myelitis. A case report. No-to-shinkei (Tokyo) 16:81–85

Kramer S (1968) The hazards of therapeutic irradiation of the central nervous system. Clin Neurosurg 15:301–318

Kramer S, Lee KF (1974) Complications of radiation therapy: The central nervous system. Sem Roentgenol 9:75–83

Kristensen O, Melgard B, Schiødt AV (1977) Radiation myelopathy of the lumbo-sacral spinal cord. Acta Neurol Scand 56:217–222

Kristensson K, Molin B, Sourander P (1967) Delayed radiation lesions of the human spinal cord. Report of five cases. Acta Neuropathol 9:34–44

Kuttig H, Brands K, Schnabel K (1971) Elektronen-Tiefentherapie im Thoraxbereich. Dosimetrische Untersuchungen. Strahlentherapie 142:621–628

Lambert PM (1978) Radiation myelopathy of the thoracic spinal cord in long term survivors treated with radical radiotherapy using conventional fractionation. Cancer 41:1751–1760

Lampe I (1958) Radiation tolerance of the central nervous system. In: Buschke R (ed) Progress in radiation therapy. Grune & Stratton, New York, pp 224–236

Lampert P, Tom MI, Rider WD (1959) Disseminated demyelination of the brain following Co⁶⁰ (Gamma) radiation. AMA Arch Pathol 68:322–330

Lampert PW, Davis RL (1964) Delayed effects of radiation on the human central nervous system. Neurology 14:912–917

Larsson B (1960) Blood vessel changes following local irradiation of the brain with high-energy protons. Acta Societatis Medicorum Upsaliensis (Stockh) 65:61–71

Lechevalier B, Humeau F, Houtteville JP (1973) Myélopathies radiothérapiques "hypertrophiantes". Rev Neurol 129:119–132

Lechevalier B, Houtteville JP, Humeau F, Guibe C (1974) Radiation myelopathy of the cervical column presenting as pseudo-tumor. Clinical case. Rev Otoneuroophtalmol 46:125–128

Lecky BRF, Murray NMF, Berry RJ (1980) Transient radiation myelopathy: Spinal somatosensory evoked responses following incidental cord exposure during radiotherapy. J Neurol Neurosurg Psychiatr 43:747–750

Lehmann W, Zett W, Neumeister J (1968) Bestrahlungsfolgen am Halsmark nach Röntgentherapie von Tumoren in der Zervikalregion. Rad Biol Ther 9:435–443

Lester EP, Feld E, Kinzie JJ, Wollmann R (1979) Necrotizing myelopathy complicating Hodgkin's disease. Arch Neurol 36:583–585

Lhermitte J (1929) Multiple sclerosis. The sensation of an electrical discharge as an early symptom. Arch Neurol Psych 22:5–8

Littman P, Rosenstock JG, Bailey C (1978) Radiation myelitis following craniospinal irradiation with concurrent actinomycin-D therapy. Med Pediatr Oncol 5:145–151

Locksmith JP, Powers WE (1968) Permanent radiation myelopathy. Am J Roentgenol 102:916–926

Luk KH, Baker DG, Fellows CF (1978) Hyperbaric oxygen after radiation and its effect on the production of radiation myelitis. Int J Radiat Oncol Biol Phys 4:457–459

Lyman RS, Kupalov PS, Scholz W (1933) Effect of roentgen rays on the central nervous system. Arch Neurol Psych 29:56–87

Macarini N, Rocca F, Timurian A (1970) Considerazioni sulle possibilita radioterapiche delle neoplasie midollari in rapporto alla tolleranza del tessuto nervoso. Il Cancro (Torino) 23:49–59

Maier JG, Perry RH, Saylor W, Sulak MH (1969) Radiation myelitis of the dorsolumbar spinal cord. Radiology 93:153–160

Malamud N, Boldrey EB, Welch WK, Fadell EJ (1954) Necrosis of brain and spinal cord following x-ray therapy. J Neurosurg 11:353–362

Mancall EL, Rosales RK (1964) Necrotizing myelopathy associated with visceral carcinoma. Brain 87:639–656

Margolis L, Smith ME, Fortuin FD, Chin FK, Liebel SA, Hill DR (1981) Intramedullary tumor metastasis simulating radiation myelitis. Cancer 48:1680–1683

Marty R, Minckler DS (1973) Radiation myelitis simulating tumor. Arch Neurol 29:352–354

Mauch PM, Weinstein H, Botnick L, Belli J, Cassady JR (1983) An evaluation of long-term suvival and treatment complications in children with Hodgkin's disease. Cancer 51:925–932

McDonald LW, Hayes TL (1967) Role of capillaries in the pathogenesis of delayed radionecrosis of brain. Am J Pathol 50:745–764

McLaurin RL, Bailey OT, Harsh GR, Ingraham FD (1955) The effects of gamma and roentgen radiation on the intact spinal cord of the monkey. Am J Roentgenol 73:827–835

Miller RC, Leith JT, Veomett RC, Gerner EW (1976) Potentiation of radiation myelitis in rats by hyperthermia. Brit J Radiol 49:895–896

Miyake A, Yamamoto M (1973) A case of radiation myelopathy. Hokkaido J Orthop Traum Surg 18:72–75

Modic MT, Weinstein MA, Pavlicek W, Starnes DL, Duchesneau PM, Boumphrey F, Hardy RJ (1983) Nuclear magnetic resonance imaging of the spine. Radiology 148:757–762

Molin B, Sourander P (1957) Rückenmarksschaden nach Strahlenbehandlung. Zentralbl Allg Pathol 96:427

Montgomery PB, Karney D, Reynolds RC, Clendon DM (1964) Cellular and subcellular effects of ionizing radiation. Am J Pathol 44:727–746

Moss WT, Brand WN, Battifora H (1979) Radiation oncology, 5th edn. Mosby, St. Louis, pp 586–594

Muder RR, Lumish RM, Corsello GR (1983) Myelopathy after Herpes zoster. Arch Neurol 40:445–446

Nagase T, Tanaka Y, Wada T, Fujimaki T (1973) Tolerance dose of the spinal cord on radiation myelopathy. Kio J Med 22:109–122

Nakamura N, Yoshimura N, Ikuta F (1975) Pathological investigation of radiation necrosis. Brain Nerve (Tokyo) 27:509–517

Neumayer E (1966) Spinale Phlebitis. Dtsch Z Nervenheilkd 189:87–103

Noetzel H, Weber M (1974) Querschnittslähmung als Folge einer Strahlenspätschädigung des Rückenmarks. Med Welt 25:189–192

Obersteiner H (1904) The effects of ionizing radiation on the nervous system. Zitiert nach Hopewell 1979

Okeda R (1971) Radiation myelopathy: 2 cases. Adv Neurol Sci (Tokyo) 15:619–639

Okhrimenko NN, Bakhur VT, Likhachev YP (1969) The clinical picture of myelopathy after radiation therapy. Z Nevropat Psikhiatr Imeni (Moskau) 69:674–679

Pallis CA, Louis S, Morgan RL (1961) Radiation myelopathy. Brain 84:460–479

Palmer JJ (1972) Radiation myelopathy. Brain 95:109–122

Pech A, Clement R, Boudouresques J, Avierinos R (1961) A propos d'une observation de myélite cervicale post cobalttherapique. Rev Otoneuroophtalmol 33:78–83

Petersen PB (1979) Stralemyelopati. Ugeskr Laeg 141:447–448

Philipps TL, Buschke F (1969) Radiation tolerance of the thoracic spinal cord. Am J Roentgenol 105:659–664

Piepgras U (1977) Neuroradiologie. Thieme, Stuttgart, 89–91

Piscol K (1972) Die Blutversorgung des Rückenmarkes und ihre klinische Relevanz. Schriftenreihe Neurologie. Springer, Berlin Heidelberg New York

Raskind R, Bagshaw MA (1966) Karzinommetastase imitierende Strahlennekrose des Halsmarkes, Radiobiol Radiother (Berl) 7:31–35

Reagan TJ, Thomas JE, Colby MY (1968) Chronic progressive radiation myelopathy. JAMA 203:106–110

Reinhold HS, Kaalen JG, Unger-Gils K (1976) Radiation myelopathy of the thoracic spinal cord. Int J Radiat Oncol Biol Phys 1:651–657

Reuther R (1983) Spinale Zirkulationsstörungen. In: Hopf HC, Poeck K, Schliack H (Hrsg.) Neurologie in Praxis und Klinik, B I. Thieme, Stuttgart New York

Richter RB, Moore RY (1968) Non-invasive central nervous system disease associated with lymphoid tumors. Johns Hopk Med J 122:271–279

Ritter G, Hopf HC (1976) Die zervikale Myelopathie. Akt Neurol 3:79–89

Rivett JD (1971) Paraplegia due to radiation myelitis following the treatment of carcinoma of the bronchus by radiotherapy. Report of two cases. Paraplegia 9:65–72

Rizzoli HV, Pagnanelli DM (1984) Treatment of delayed radiation necrosis of the brain. A clinical observation. J Neurosurg 60:589–594

Rodet MM, Bertin-Sans H (1898) Troubles médullaires produits par les rayons de Röntgen. Sem Med (Paris) 18:195

Rose RG (1958) The influence of ionizing radiation on the penetration of sodium into the central nervous system. Int J Appl Radiat Isot 4:50–57

Rouques L (1960) Les complications médullaires de la roentgenthérapie sous trés haut voltage. Presse Med 68:1451

Ruckdeschel JC, Baxter DH, McKneally MF, Killam DA, Lunia SL, Horton J (1979) Sequential radiotherapy and adriamycin in the management of bronchogenic carcinoma: The question of additive toxicity. Int J Radiat Oncol Biol Phys 5:1323–1328

Rugh R (1958) Biological effects of ionizing radiation. J Neuropathol Exp Neurol 17:2–36

Russell DS, Wilson CW, Tansley K (1949) Experimental radionecrosis in the brains of rabbits. J Neurol Neurosurg Psychiatr 12:187–195

Sachs L (1978) Angewandte Statistik, 5. Aufl. Springer, Berlin Heidelberg New York

Sanjuanbenito L, Peraita P, Escalona J, Gomez FJM (1975) Mielopatias por radiaciones ionizantes. Arch Neurobiol (Madrid) 38:1–12

Sanyal B, Pant GL, Subrahmaniyam K (1979) Radiation myelopathy. J Neurol Neurosurg Psychiatr 42:413–418

Satoyoshi E, Kinoshita M, Suzuki Y (1973) A necropsy case of radiation myelopathy. Clin Neurol (Tokio) 13:615–622

Scheidegger S (1960) Spätschädigung des Rückenmarks bei Röntgenbestrahlung. Radiol Clin North Am 129:65–70

Schinz HR (1964) Strahlenschäden des Rückenmarks. Dtsch Med Wochenschr 89:796–797

Schiødt AV, Kristensen O (1978) Neurologic complications after irradiation of malignant tumors of the testis. Acta Radiol Oncol 17:369–378

Schmidt H, Müller K (1968) Strahlenspätschädigung des Zervikalmarkes nach Röntgenbestrahlung eines Zungenkarzinoms. Strahlentherapie 135:176–180

Schmitt HP (1979) Akute und intervalläre Strahlenschäden des Zentralnervensystems. Springer, Berlin Heidelberg New York

Scholz W (1934) Experimentelle Untersuchungen über die Einwirkung von Röntgenstrahlen auf das reife Gehirn. Z Ges Neurol Psychiat 150:765–785

Scholz W, Ducho EG, Breit A (1959) Experimentelle Röntgenspätschäden am Rückenmark des erwachsenen Kaninchens. Psychiatr Neurol Jap (Tokyo) 61:417–422

Schümmelfelder N (1959) Beitrag zur Pathologie der Strahlenschädigung des Rückenmarks. Zentralbl Allg Pathol 100:360

Schulz U, Bamberg M (1978) Relationship between curative radiation therapy of paravertebral tumors and the incidence of radiation myelitis. Tumori 64:305–312

Schulz U, Busch M (1977) Zur Strahlentherapie der Lymphogranulomatose – Beziehungen zwischen Strahlenmyelitis und tumoröser Rückenmarksalteration. Strahlentherapie 153:655–659

Sebek A, Rubes R, Venclik H (1959) Über Spätveränderungen am Rückenmark nach der wegen eines Larynxkarzinoms vorgenommenen Strahlentherapie. Strahlentherapie 108:567–573

Seitz D, Kalm H (1961) Zur klinischen Differentialdiagnose spinaler Röntgenspätschäden und intramedullärer Geschwulstabsiedlungen. Dtsch Z Nervenheilkd 182:155–175

Sieben GM, Dereuck JL, Debruyne JC, Vandereecken HM (1981) Subacute necrotic myelopathy. Its appearance eight years after cure of a breast carcinoma. Arch Neurol 38:775–777

Sinner W (1964) Strahlenspätschäden des Rückenmarks. Strahlentherapie 125:219–238

Slavin RE, Gonzales-Vitale JC, Marin OSM (1975) Atheromatous emboli to the lumbosacral spinal cord. Stroke 6:411–416

Smaltino F, Bernini FB, Elefante R (1967) La mielopathia da radiazioni ionizzanti. Nuntius Radiol 33:917–919

Smedal MI, Watson JR (1959) Treatment of cancer of the nasopharynx with two million volt radiation. Surg Clin North Am 39:669–673

Smithers DW, Clarkson JR, Strong JA (1943) The roentgen treatment of cancer of the esophagus. Am J Roentgenol 49:606–634

Solheim OP (1971) Radiation injury of the spinal cord. Acta Radiol 10:474–480

Spiess H (1972) Schädigungen am peripheren Nervensystem durch ionisierende Strahlen. Schriftenreihe Neurologie. Springer, Berlin Heidelberg New York

Spring A, Seidel BU, Dietz H (1984) Benigne intraspinale Tumoren im höheren Lebensalter. Akt Neurol 11:35–38

Stevenson LD, Eckhardt RE (1945) Myelomalacia of the cervical portion of the spinal cord, probably the result of roentgen therapy. Arch Pathol 39:109–112

Strandqvist M (1944) Studien über die kumulative Wirkung der Röntgenstrahlen bei Fraktionierung. Acta Radiol [Suppl] 55

Sundaresan N, Gutierrez FA, Larsen MB (1978) Radiation myelopathy in children. Ann Neurol 4:47–50

Sutherland IA, Myers SJ (1976) Radiation myelopathy. Arch Phys Med Rehabil 57: 81–84

Svahn-Tapper G, Baldetorp L, Landberg T (1976) Mantle treatment of Hodgkins disease. Results and side effects. Acta Radiol 15:369–386

Tan BC, Khor TH (1969) Radiation myelitis in carcinoma of the nasopharynx. Clin Radiol 20:329–331

Thar TL, Million RR (1980) Complications of radiation treatment of Hodgkin's disease. Sem Oncol 7:174–183

Tokars RP, Griem ML (1979) Carcinoma of the nasopharynx. An optimization of radiotherapeutic management for tumor control and spinal cord injury. Int J Radiat Oncol Biol Phys 5:1741–1748

Vaeth J (1964) Radiation induced myelitis. In: Buschke F (ed) Progress in radiation therapy, Vol III. Grune & Stratton, New York, pp 16–26

Valli G, Cappa S (1981) A very delayed case of post-irradiation myelopathy with unusual features. Ital J Neurol Sci 2/3:311–314

Verity GL (1968) Tissue tolerance: Central nervous system. Radiology 91:1221–1225

Verjaal A (1964) Röntgenmyelopathie. Ned Tijdschr Genesskd 108:1123–1127

Vich Z (1966) Beitrag zum Vorkommen von Herpes zoster bei Patienten mit durch ionisierende Strahlen behandelten bösartigen Geschwülsten. Strahlentherapie 130:198−204

Volk B, Busse O, Brusis T (1972) Wallenberg-Syndrom bei Röntgenspätschädigung der Medulla oblongata. Nervenarzt 51:373−377

Wachtler F (1962) Über Schädigung im zervikalen Abschnitt des Rückenmarks nach therapeutischen Röntgenbestahlungen in der Halsregion. Strahlentherapie 119:97−103

Wara WM, Phillips TL, Sheline GE, Schwade JG (1975) Radiation tolerance of the spinal cord. Cancer 35:1558−1562

Warren S (1943) Effects of radiation on normal tissues. AMA Arch Pathol 35:121−139

Warren S (1944) The histopathology of radiation lesions. Physiol Rev 24:225−238

Weingarten K, Wachtler F (1964) Über Schädigungen des Halsmarkes nach Röntgenbestrahlung. Wien Z Nervenheilkd 21:203−222

White A, Hornsey S (1978) Radiation damage to the rat spinal cord: The effect of single and fractionated doses of x-rays. Br J Radiol 51:515−523

Whiteley AM, Hauw JJ, Esccurolle R (1979) A pathological survey of 41 cases of acute intrinsic spinal cord disease. J Neurol Sci 42:229−242

Withers HR, Thames HD, Peters LJ, Fletcher GH (1980) Normal tissue radioresistance in clinical radiotherapy. In: Fletcher GH, Nervi C, Withers HR (Hrsg) Biological bases and clinical implications of tumor radioresistance. Masson, Paris

Word JA, Kalokhe UP, Aron BS, Elson HR (1980) Transient radiation myelopathy (Lhermitte's sign) in patients with Hodgkin's disease treated by mantle irradiation. Int J Radiat Oncol Biol Phys 6:1731−1733

Worthington BS (1979) Diffuse cord enlargement in radiation myelopathy. Clin Radiol 30:117−119

Yaar I, Herishanu Y, Lavy S (1973) Radiation myelopathy. Eur Neurol 10:83−88

Zeman W (1961) Radiosensitivity of nervous tissue. In: Fundamental aspects of radiosensitivity. Brookhaven Symposium, Vol 14. Upton, New York, pp 176−199

Zeman W (1964) Strahlenschäden des Nervensystems. Arch Psychiatr Nervenkr 206:185−198

Zeman W, Shidnia H (1976) Post-therapeutic radiation injuries of the nervous system. Reflections on their prevention. J Neurol 212:107−115

Zollinger HU (1970) Die Strahlenvasculopathie. Pathol Eur 5:145−163

Zülch KJ (1954) Mangeldurchblutung an der Grenzzone zweier Gefäßgebiete als Ursache bisher ungeklärter Rückenmarksschädigungen. Dtsch Z Nervenheilkd 172:81−101

Zülch KJ (1963) Morphologische Veränderungen an Geschwülsten nach Bestrahlung und Schädigungsmöglichkeiten am normalen Hirn. Strahlenforsch Strahlenbehandl 4:47−72

Zülch KJ (1969) Roentgensensitivity of cerebral tumours and so-called late irradiation necrosis of the brain. Acta Radiol 8:92−106

Zülch KJ, Oeser H (1974) Delayed spinal radionecrosis − a juridical error? Neuroradiology 8:173−176

Sachverzeichnis

116